生命

SHENGMING YU
LAONIAN JIANKANG

与 老年健康

U0397645

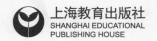

上海教育出版社
SHANGHAI EDUCATIONAL
PUBLISHING HOUSE

图书在版编目（CIP）数据

生命与老年健康 / 上海市老年教育教材研发中心编. — 上海：上海教育出版社，2022.11
ISBN 978-7-5720-1806-0

Ⅰ.①生… Ⅱ.①上… Ⅲ.①老年人 – 保健 Ⅳ.①R161.7

中国版本图书馆CIP数据核字(2022)第230019号

责任编辑　周琛溢
封面设计　周　吉

生命与老年健康
上海市老年教育教材研发中心　编

出版发行　上海教育出版社有限公司
官　　网　www.seph.com.cn
地　　址　上海市闵行区号景路159弄C座
邮　　编　201101
印　　刷　上海锦佳印刷有限公司
开　　本　700×1000　1/16　印张 7
字　　数　100 千字
版　　次　2022年11月第1版
印　　次　2022年11月第1次印刷
书　　号　ISBN 978-7-5720-1806-0/G·1649
定　　价　45.00 元

如发现质量问题，读者可向本社调换　电话：021-64373213

前言

　　上海市老年教育推荐用书是在上海市学习型社会建设与终身教育促进委员会办公室、上海市老年教育工作小组办公室和上海市教委终身教育处的指导下，由上海市老年教育教材研发中心牵头，联合有关单位和专家共同研发的系列推荐用书。该系列用书秉承传承、规范、创新的原则，以国家意志为引领，以地域特色为抓手，以市民需求为出发点，具有新时代中国特色、上海特点，丰富老年人的教育学习资源，满足老年人的精神文化需求。

　　本次出版的推荐用书既包含"上海时刻"中华人民共和国成立 70 周年献礼、生活垃圾分类、美术鉴赏、传染病与健康、老年人触手可及的 AI 技术等紧扣时代热点和社会关注的内容，也包含老年人权益保障、老年人心理保健、四季养生、家居艺术插花、合理用药等围绕老年人生活需求的内容。在教材内容和体例上尽量根据老年人学习的特点进行编排，在知识内容凝练的前提下，强调基础、实用、前沿，语言简明扼要、通俗易懂，让老年学员看得懂、学得会、用得上。在教材表现形式上，充分利用现代信息技术和多媒体手段，以纸质书为主，辅以电子书、有声读物、学习课件、微课等多种学习资源。完善"指尖上的老年教育"微信公众号的教育服务功能，打造线上线下灵活多样的学习方式，积极构建泛在可选的老年学习环境。

"十三五"期间，上海市老年教育教材研发中心共计策划出版上海市老年教育推荐用书 50 本。这是一批可供老年教育机构选用的教学资源，能改善当前老年教育机构缺少适宜教学资源的实际状况，也能为老年教育教学者提供教学材料、为老年学习者提供学习读本。本系列推荐用书的出版是推进老年教育内涵发展，提升老年教育服务能力的重要举措，积极践行"在学习中养老"的教育理念，为老年人提供高质量的学习资源服务，进一步提高老年人的生命质量与幸福指数，促进社会和谐与文明进步。

本套上海市老年教育推荐用书凝聚了无数人的心血。感谢各级领导和专家的悉心指导，感谢各位老年教育同行的出谋划策，感谢其他所有为本套推荐用书的出版工作作出努力和贡献的老师。

上海市老年教育教材研发中心

2020 年 2 月

编者的话

衰老是机体生命过程中不可避免的自然规律。与年龄占优势的青壮年相比，老年人的身体机能在多个方面都普遍处于弱势和衰退期，这导致老年人的生命价值随年龄的增长出现日益"蒸发"的现象。很多老年人因存在不同程度的疾病和健康问题，被视作已退出社会、经济、文化与公共事务领域，成为需要家人、社会照顾的弱势群体，进而被认为是社会的负担，这也造成社会层面对老年人的歧视及老年人出现自我认同偏差。基于这样的认知，面对日益增长的老龄人口，社会上曾出现一定程度的恐慌心理，很多老年人自身也产生了不同程度的悲观情绪。

习近平同志强调，要积极看待老龄社会，积极看待老年人和老年生活。为了让新时期的老年朋友仍然可以"有作为、有进步、有快乐"，同时引导全社会都来关注老年人，共同促进健康老龄化事业的发展，我们策划、编写了这本《生命与老年健康》，旨在引导老年人树立健康老年观，跟上社会发展节奏，掌握健康生活的技能，积极面对和处理各种健康问题。

本书共分为四章，从"四个重新"对健康的老年生活进行了介绍。各章节采用故事、案例与图片相结合的方式，剖析了老年人在日常生活中可能遇到的各种社会和健康问题，同时提供了正确的解决方法和技巧。在写作风格上，本书力求贴近老年人的实际生活，语言生动，通俗易懂，融科学性、知识性、趣味性于一体；在呈现形式上，本书图文并茂，符合老年人的认知规律和心理特点。希望大家看完本书后，能够正确认识自我，过上有尊严、有保障的生活，实现自身的生命价值。

本书由上海市老龄事业发展中心吴瑞龙副主任医师、上海市健康促进中心金伟副主任医师主编，上海市金山区卫生健康委员会吴龙辉副主任医师，上海市金山区朱泾社区卫生服务中心江雁副主任，上海市第四康复医院许磊副主任医师，上海市老龄事业发展中心殷立敏副主任医师、丁花花同志，共同参与了全书各章节的编写工作。

本书在编写时参考了多种中外史料及论著，限于篇幅和体裁，未能在书中一一标注，谨向这些作者和出版者表示衷心的谢忱。

编者

2022 年 9 月

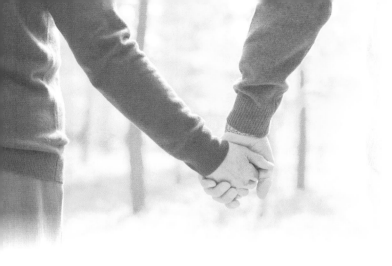

目录

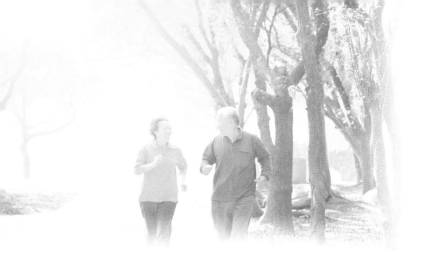

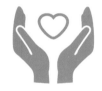

第一章
重新认识自己

第一节　什么是老龄化

　　老张之前工作时一直非常忙碌，也很尽心尽力。今年总算到退休年龄了，他谢绝了单位的返聘邀请，想好好地规划自己的老年生活，利用退休后的闲暇时光放松一下心情，做做自己想做的事情，自由自在地安享晚年。这不，他退休后的第一件事情就是约上一帮退休的老同事、老朋友到老年大学报名上课。老年大学开讲的第一堂课就是有关人口老龄化的内容，老师的讲解引起了大家热烈的讨论。

一、老龄化的含义

　　我们对老龄化的认知首先是从微观层面开始的，即从认识个体的衰老现象开始。通常来说，我们把个体的增龄过程称为个体的老龄化；对老龄化现象的进一步认知，使我们逐渐意识到群体或者说在宏观层面也有老龄化的现象，即"老年人在人口中的比例的提高过程或人口平均年龄（也通常用年龄中位数来表示）不断提高的过程"。由此可见，老龄化不只是局限于个人层面的问题，它也在宏观层面以人口结构变动这一形式对整个社会产生巨大影响。就这样，老龄化从一个单纯的生物医学问题转变成一个综合的人口问题。

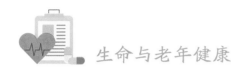

就个体而言，一个人接近 65 岁时，就会从许多方面感受到自己步入人生的另一阶段。这个阶段，有人称之为"成人后期"，即一个人从其工作岗位或社会活动中退隐到与世长辞为止的这一段时间，也称为老年期。老年人的各种器官达到成熟后期，渐渐地损失其功能，生物学上就把这种现象称为老化。老年人除了生理年龄增长外，身体的各个器官和系统也逐渐失去自我更新的能力，这就是指个体的老龄化。

根据年岁的累进，老年期分为三个不同的阶段：第一，65~74 岁为老年前期；第二，75~84 岁为老年中期；第三，85 岁以上为老年后期。对这三个不同时期的老年人而言，其身体功能与行为特征有共同性，也有差异性。比如 70 岁坚持每天跑步者的心血管系统相当于 40 岁的人，而 20 岁患有早衰者的生物学年龄与 60 岁的人非常接近。慢性疾病常会加速老化过程。

就社会而言，老年人口逐年递增达到一定比例后，人口结构发生重大变化，随之进入老龄化社会，这就是指社会老龄化。人口老龄化是当今世界面临的重大问题。联合国关于老龄化社会的标准显示：一个国家或地区 60 岁及以上人口占全人口的 10% 及以上或 65 岁及以上人口占全人口的 7% 及以上便称为老年型国家或地区。这里包含两层含义：一是指老年人口相对增多，在总人口中所占比例不断上升的过程；二是指社会人口结构呈现老年状态，进入老龄化社会。届时老年赡养比（65 岁及以上老年人口数与 15~64 岁劳动力人口数之比）约为 1：10，即 10 个劳动力人口赡养一位老年人。国际上常用老年人口比例（60 岁及以上人口达 10% 或 65 岁及以上人口达 7%）倍增所需时间来衡量老龄化速度，老龄化社会、老龄社会和高龄社会分别表现为在一个国家或地区 65 岁及以上老年人口比例超过 7%、14% 和 20% 的状态。人口老龄化主要由人口生育率下降和死亡率降低所致，生育率下降导致低年龄段人口数量减少，死亡率降低则导致总人口预期寿命延长，从而使人口结构中老年人口比例上升。

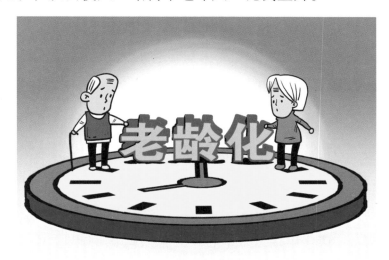

老龄化社会

二、人口老龄化的现状与趋势

21 世纪是全球人口老龄化的世纪，世界各地的老年人口所占比例和绝对数量都在急剧增加，不仅发达国家的人口老龄化问题日益严重，绝大多数发展中国家也将陆续进入老龄化社会。预计到 2050 年，大部分发达国家 65 岁及以上老年人口比例将超过 30%，发展中国家也将超过 15%。人口老龄化会给社会带来很多问题，比如社保、医保支付压力增大，经济增长变缓，社会活力降低。人口老龄化正在深刻地影响着人类社会生活的方方面面，成为各国政府关键性的政策难题。2002年联合国召开的第二届老龄问题世界大会通过了《马德里老龄问题国际行动计划》，提出了三大优先领域，即老年人与发展、促进老年人健康与福祉、确保建立有利的支持性环境，并郑重提出"建立不分年龄人人共享的社会"，以增强人们对老龄化和老年人问题的重视。

我国目前是世界上实际老年人口最多的国家，也是人口老龄化速度最快的国家之一。2000年，我国65岁及以上老年人口达8838万人，占总人口的7%，这标志着我国进入老龄化社会。由中国发展基金会发布的《中国发展报告2020：中国人口老龄化的发展趋势和政策》预测：从现在开始到下个世纪30年代，我国老年人将以每年3%的速度递增，到2025年将超过2.1亿，占总人口约15%，2040年达到28%左右，2050年接近3.8亿，占总人口比例超过30%，将成为超老年型国家。

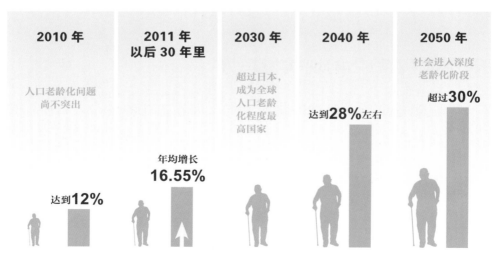

我国2010~2050年人口老龄化发展趋势

人口老龄化是经济发展和社会进步的重要标志，是人口出生率下降和人均期望寿命延长的必然结果。但与发达国家不同，我国的人口老龄化是在经济尚不够发达的情况下出现的，其来势之迅猛令人们始料未及，为社会、家庭和个人带来许多亟待解决的问题。老年人口是健康领域中的弱势群体，他们在生理、心理和社会适应性方面的健康功能和状态都不同程度地弱于青壮年，普遍出现功能衰退或障碍现象。人口老龄化将是我们今后较长一段时期需要共同面对的一项社会课题。

三、我国人口老龄化所呈现的社会特征

一方面，人口老龄化将增加经济社会负担，由于劳动力人口比例缩减，老年人口比例增加，全社会用于养老、医疗、照护、福利保障和设施建设等方面的支出将大幅增加，政府财政负担加重。

另一方面，人口老龄化将改变劳动力供给格局和影响技术进步，使我国陷入"中等收入陷阱"，呈现劳动力资源短缺、与技术进步相关的人才与资源投入相对不足的局面，导致经济增长乏力。

此外，人口老龄化还可能会影响宏观经济安全，对国家能源结构、产业结构、金融系统的稳定性产生深远影响。预计在2050年，全社会用于养老、医疗、照护、福利与设施方面的费用占GDP的比例将由7.33%增长到26.24%，增长18.91个百分点。如果应对不力，人口老龄化有可能使我国经济年均潜在增长率压低约1.7个百分点。面对如此严峻的老龄化挑战，我国亟须开拓一条中国特色健康老龄化路径，这将为世界上同样步入"未富先老"之列的国家提供中国智慧与中国经验。

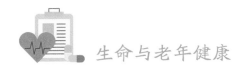

第二节　老年人的生理变化

　　老李一向热爱运动，但自打退休后，不知从何时起他渐渐变得有些力不从心，尤其在参加打篮球等运动量较大的锻炼时明显感到体力不支，这一点连他周围的亲属和邻居都察觉到了。这让老李很是郁闷，不知问题出在哪里。他的邻居老张也有同感。前一阵子，老张走台阶时稍不留神脚崴了一下，去医院检查被诊断为骨裂，他非常郁闷，要知道年轻时是绝对不会发生这种情况的。老哥俩相互分析原因，最终得出了一个共同的结论：老了！

　　什么是衰老？衰老到底给人体带来哪些变化呢？

　　人从中年进入老年，身体各器官功能逐渐衰退，不仅在生理上发生了一系列变化，对内外环境的适应能力也相应地发生了变化。衰老是一种自然现象和客观规律，会导致组织、器官和个体的衰老，最后引起死亡。人体衰老的特征是全身逐渐呈现衰颓萎缩现象，其精神面貌与青壮年明显不同，主要表现如下文所述。

一、老年人的外表变化

（一）头发和眉毛的变化

　　头发的衰老有两种变化：毛发逐渐灰白和秃发。不少人在 40 岁时即开始出现头发变灰白和毛发脱落。头发变灰白是头发中色素减少、空气增多所致；秃发则是由于发根毛囊组织萎缩，头发得不到足够的营养。有研究指出，用脑过度的人，头发易白，这可能与过度用脑导致毛囊萎缩较快、头发色素减少有关。一般来说，头发变白或秃发，常始于顶部和额部。

眉毛的变化表现为眉毛脱落，常自外向内进行，剩余的眉毛变稀、变白，个别人有少数眉毛变长。

（二）皮肤的变化

老年人随着年龄的增长皮肤会逐渐松弛发皱。松弛和干瘪是由于老年人皮肤水分减少，皮下脂肪逐渐消失，皮肤弹性降低，发皱是因为皮肤胶原纤维的交链键增加，引起皮肤的结缔组织收缩。由于脸部骨骼出现萎缩，因此面部皱纹尤为显著，首先在前额和外眼角两旁出现皱纹；两眼下帘皮肤松弛，形成眼袋；此后皮肤下垂，引起下巴松弛。

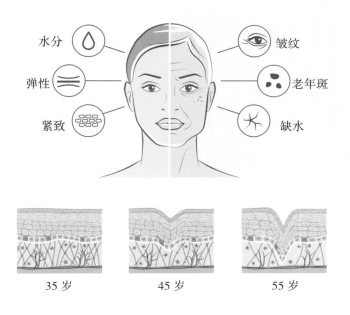

水分		皱纹
弹性		老年斑
紧致		缺水

35岁　　　　45岁　　　　55岁

年轻人的皮肤 VS 老年人的皮肤

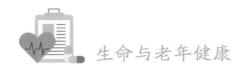

（三）出现老年斑

老年斑是一种称为脂褐素的色素物质沉积在皮下而形成的。人到 50 岁以后，由于体内抗过氧化作用的过氧化物歧化酶活力降低，自由基增加（歧化酶能阻止自由基的形成），从而使不饱和脂肪酸被自由基氧化成脂褐素的反应增加，导致产生更多的脂褐素积存在皮下形成黑斑或黑痣。脂褐素是多聚不饱和脂肪酸的过氧化物丙二醛与蛋白质、核酸等起交联反应形成的复合物，为褐色脂溶性物质，细胞不能排除，故聚积在细胞内，随年龄增长而增多，最终导致细胞的衰老。

（四）牙齿的变化

老年人由于牙龈萎缩，齿根外露，齿槽骨被吸收，因此牙齿松动且易脱落。随着年龄增长，老年人牙釉质逐渐丧失，牙易磨损，也容易发生龋齿。

（五）体型的变化

在一些生理变化的渐进过程中，老年人会发现自己的身高也在逐年"萎缩"。很多老年朋友经常会说自己"年轻时候一米八的大高个儿，现在都缩成了一米七十多了"。这话乍一听有点儿夸张，但事实的确如此。虽然人的衰老表现不尽相同，但是人老变矮却是共同的现象。这是由于随着年龄增长，人体椎间盘中的水分和弹性黏糖蛋白含量都会逐渐减少并随之老化，进而使椎间盘体积缩小、厚度变薄，加之下肢弯曲，造成身高"变矮"的功能退行性变化。一般情况下，人的身高从 40 岁以后开始缩短。脊柱弯曲还会使不少老年人产生驼背弓腰的现象。

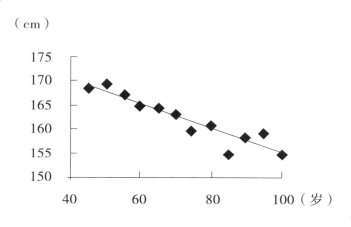

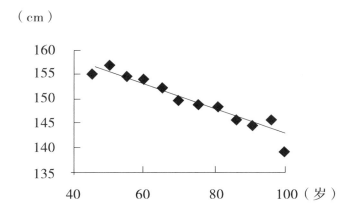

45 岁以上老年人群身高年龄变化标准曲线（上为男性，下为女性）

正常人的体重随着生长发育逐渐增加，40~50 岁最重，进入老年期后开始逐渐减轻，70~80 岁减轻最明显。体重减轻除了与皮下脂肪组织减少有关外，还与骨骼、肌肉及各脏器萎缩有关。

此外，肌肉萎缩及肌肉疲劳还会引起身体僵硬。

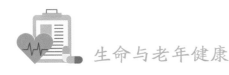
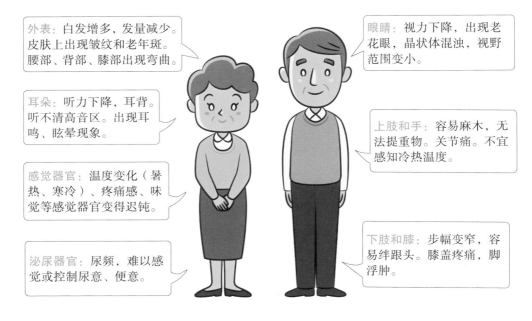

外表：白发增多，发量减少。皮肤上出现皱纹和老年斑。腰部、背部、膝部出现弯曲。

眼睛：视力下降，出现老花眼，晶状体混浊，视野范围变小。

耳朵：听力下降，耳背。听不清高音区。出现耳鸣、眩晕现象。

上肢和手：容易麻木，无法提重物。关节痛。不宜感知冷热温度。

感觉器官：温度变化（暑热、寒冷）、疼痛感、味觉等感觉器官变得迟钝。

泌尿器官：尿频，难以感觉或控制尿意、便意。

下肢和膝：步幅变窄，容易绊跟头。膝盖疼痛，脚浮肿。

男女外表及身体机能的老化改变

二、老年人体内机能的老化

（一）感觉器官的老化

老年人随着年龄的增长，除了听觉和视觉之外，连味觉、嗅觉和躯体皮肤感觉也会逐渐发生退行性变化，感到看也看不清、听也听不到，触觉反应也迟钝了。虽然这是个体发展的必然趋势，是感觉器官功能衰退所引起的正常现象，但这给老年人的日常生活带来了许多困难。因为我们日常生活中的一切信息都是通过视、听、嗅、触等感知觉获得的，其中我们通过视觉所获得的信息占 80%，而听觉提供给我们的信息有 10%，味觉、嗅觉、触觉总共提供了剩下的 10% 的信息。因此，老年人视觉和听觉上的衰退是对其生活影响最大的感知觉变化。

首先，眼睛的视觉衰退是最为常见的早期个体生理老化表现之一。比如老年人经常会抱怨"眼花"了。这是因为随着年龄的增长，晶状体弹性降低，出现老花眼；睫状肌功能减弱，瞳孔随光线强弱的变化变小，对光线的适应能力降低；晶状体变厚、变黄，吸收光线中的短波，导致对蓝、绿、紫的色觉能力降低，进入视网膜的光线减少，影响视觉，称为"黄色滤镜作用"；另外，眼底血管硬化，视网膜变薄，黄斑变性，视细胞减少等，会导致视力下降、视野缩小等各种问题。同时，老年人也易患白内障、青光眼等常见眼病。

其次，听觉组织器官也出现了老化过程。老年人耳廓弹性减退，表面皱襞变浅，辨别声音方向的能力降低。耳垢易堆积而堵塞外耳道，鼓膜、听小骨弹性降低，传音能力减弱，引起传导性听力下降或耳聋。血管硬化，耳蜗血供减少，听细胞变性萎缩，听神经功能减退，听中枢功能减退或受损，感音功能降低，引起神经性听力下降或耳聋。

再次，嗅觉、味觉功能下降。老年人唾液腺萎缩，唾液分泌减少，影响味觉功能。味蕾萎缩，数量减少，味觉感受器敏感性降低，味觉减退。嗅黏膜萎缩，嗅觉降低。

最后，触觉和痛觉功能降低。人的全身皮肤遍布着感受触摸、压力、震动、冷、热和痛觉的感受器，体内还有向大脑传递内脏状态和位置等信息的感受器。年老时，这些感受器的敏感性下降，但原因尚不明确。可能是年老时血液循环变慢导致相应感受器的血供不足，使其不能有效工作。脑部或脊髓的改变也可能有一定关系。

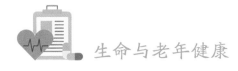

（二）心血管系统的变化

首先是心脏。老年人心脏的四大特点是：心房扩大，心室容积减少，瓣膜口肥厚，瓣环扩大。心输出量在 30 岁以后随年龄增长而减少，平均每年减少约 1%，从而导致心脏收缩期延长和血流速度减慢。老年人的心脏比年轻时明显增大，冠状动脉储备能力下降，即使增加冠状动脉的血流量，也难以满足心肌细胞的需要。心脏厚度的增加，加之冠状动脉狭窄等病变，使毛细血管距离增大，造成心肌营养不良和心肌缺血。80% 的缺血性心脏病发生在老年，在临床上可表现为心绞痛和心肌梗死。

其次是血管。老年人动脉和末梢血管的弹性随年龄增长而降低。特征性的变化为动脉中层的胆固醇等脂质成分蓄积，由此导致动脉粥样硬化斑块产生，结缔组织老化或钙化，弹性蛋白变形、消失，血管管腔狭窄、变硬，血流不畅，造成组织缺氧和高血压。末梢血管壁增厚，扩张能力减弱，毛细血管弹性降低，脆性增加，在较大压力下易破裂出血。静脉随年龄增长的变化主要是静脉内层弹性消失，血管扩张，形成静脉曲张，静脉血流减少，导致全身有效循环血量减少。局部循环障碍时易导致相应疾病产生。

最后是血小板。老年人血小板的数量下降得不明显，但血小板的功能有下降倾向。血液凝结功能减退，血小板黏附性增加。当患冠状动脉粥样硬化性心脏病时，冠状动脉内的血小板活性增强，促使血栓产生，易导致血栓栓塞型缺血性心脏病等。

（三）呼吸系统的变化

老年人由于肋骨脱钙和肋软骨钙化等变化，胸径变小，出现桶状胸。同时，骨质疏松症、运动减少、呼吸肌萎缩等，会导致胸廓运动减弱，影响呼吸功能。鼻黏膜萎缩、气管软骨钙化、细支气管管腔变小或被阻塞、肺弹性纤维减少等，会导致肺活量减少，动脉血含氧量降低，使老年人常感到胸闷。比如患上呼吸系统疾病的老年人会因代偿功能失调而导致呼吸功能障碍。此外，老年人呼吸频率加快，还常见呼吸节律不齐，甚至在睡眠时出现短暂的呼吸暂停。若有鼻咽部结构改变，睡眠时鼾声大作，再频繁发生呼吸暂停，则易出现缺氧、紫绀，形成呼吸暂停综合征，该病尤以肥胖者多见，病人有发生猝死的危险。

（四）消化系统的变化

首先是胃肠道。由于老年人胃、肠、胰的消化酶分泌趋于减少，胃肠运动功能减弱，因此常引起消化不良及便秘，肠吸收功能也受到影响，这主要由食物消化的速度、胃肠黏膜吸收的能力、肠血流的改变及运输功能效率的变化所决定。因此，老年人应食易消化的食物，更应细嚼慢咽。

其次是肝脏。老年人肝脏的变化主要是肝细胞数量减少，而双核细胞增加。因此，老年人肝脏的体积会缩小，肝脏的再生功能也随年龄增长而降低。除了血清转氨酶活性降低外，老年人肝脏参与氧化、还原的酶类亦有所减少，这对药物代谢及肝脏解毒功能将产生不利影

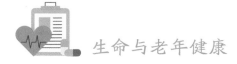
响。因此，老年人用药应慎重。

最后是胆囊。老年人的胆囊和胆道管壁增厚，弹性降低，胆囊位置常下降，胆汁减少而黏稠，且含大量的胆固醇，胆囊功能减弱，易发生胆囊炎和胆石症。

（五）泌尿系统的变化

肾的衰老除了表现为形态的缩小及重量的减少外，还表现为肾单位随着年龄增长逐渐萎缩退化，肾血管硬化，肾血流量减少，使老年人肾功能减退；肾小球滤过率也随之降低，尿浓缩和稀释功能减退，在应激情况下，易出现酸碱平衡失调，电解质紊乱，严重时可发生肾衰竭。

老年人因膀胱肌萎缩，膀胱贮尿量减少，导致排尿次数增加，尤其是夜尿次数增加。

老年人的尿道括约肌收缩无力，易导致在咳嗽、走路或起立时发生尿失禁，老年女性可因此患上老年性阴道炎。此外，老年男性常因前列腺肥大而出现排尿困难，尿流射程缩短。

（六）内分泌系统及代谢的变化

随着年龄的增长，人体的内分泌器官会出现衰老性变化，如甲状腺、胰腺、肾上腺重量减轻，胸腺、睾丸、卵巢萎缩，体内激素水平下降。

至老年期时，甲状腺腺体萎缩明显，甲状腺素分泌减少，从而引起老年人代谢水平降低、耐寒力差和活动能力下降。甲状旁腺激素水平的改变和间质脂肪组织的增多则会影响老年人的骨代谢。

胰腺是老年人变化最明显的内分泌器官，可能出现纤维化、硬化和萎缩，使老年人胰岛素分泌减少，胰岛功能减退。因此，老年人容易患糖尿病。

老年人的肾上腺重量可出现轻度减轻，肾上腺皮质萎缩，分泌功能减退，皮质醇、醛固酮及肾上腺皮质激素水平降低，应激能力减弱。因此，老年人容易出现低血压、低血糖、倦怠、食欲减退和消瘦等。

睾丸或卵巢的萎缩退化和性激素分泌的减少会使老年人的性要求减少。女性 50 岁左右即可出现卵巢萎缩，引起更年期综合征。男性的性腺退化迟于女性，性功能下降相对缓慢。

（七）运动系统的变化

人体的运动系统包括骨、关节及肌肉三个部分，它们构成了人体的支架和基本形状，占人体重量的绝大部分。

随着年龄的增长，老年人首先会出现钙代谢和分布的紊乱，骨骼中的有机成分如骨胶原、骨黏蛋白等减少，而无机盐如碳酸钙、硫酸钙等增加。青年人骨骼中的无机盐含量为 50%，中年人为 62%，老年人则达到 80%。无机盐含量越高，骨骼的弹性和韧性就越差，所以老年人容易发生骨折和骨裂。蛋白质代谢障碍会造成骨细胞或骨质的缺陷和骨质疏松，尤以脊柱最为常见，因此老年人会出现脊柱弯曲（驼背）、背痛或身高变矮。

由于软骨纤维化、骨化及磨损，老年人的关节滑囊会变得僵硬，导致关节灵活性变差，活动幅度减小，从而发生各种骨关节病变。

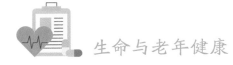

肌肉的力量也随年龄增长而减弱，男性比女性更明显，年轻人的肌肉重量可占体重的 42%~44%，老年人的肌肉重量则仅占体重的 24%~26%。老年人肌肉质和量的变化包括肌细胞水分减少、细胞间液增加和肌纤维变细，其弹性、伸展性、兴奋性和传导性都大大减弱，从而使肌肉逐步萎缩。随着年龄的增长，肌肉的耗氧量减少，因此老年人容易感到疲劳，容易受到损伤，且损伤后恢复很慢。由于肌肉的工作能力减弱，对环境的适应能力变差，老年人活动范围变小，反应迟钝，行动不便，常常出现一些老年性疾病，如骨折、关节痛、腰腿痛、膝关节肥大性关节炎、髋关节肥大性关节炎及骨质增生等。

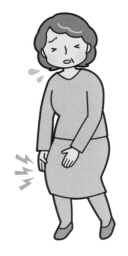

老年人容易腰腿痛

（八）神经系统的变化

大脑结构和功能的改变是老年人重要的生理特征之一。随着年龄的逐渐增长，老年人会出现思维缓慢、记忆力减退、反应及应变能力减弱等。这是因为一般老年人的脑重量比年轻人成熟期最大的脑重量减少了 6.6%~11%，70~90 岁老年人的大脑神经细胞数量比年轻时减少了 20%~45%，脑细胞总数减少了 10%~17%，大脑皮质区脑细胞数的减少甚至可达 45%，小脑脑细胞数约减少了 25%，每分钟每 100 克脑组织的血流量由 79 毫升下降至 46 毫升，其耗氧率也由 3.7 毫升减至 2.7 毫升。因此，老年人可能出现一系列与脑功能、心理和智力等方面相关的变化。

此外，老年人末梢神经和中枢神经的生理功能也会发生减退。各种味觉（尤其是甜味觉）都会发生减退，听觉、视觉、触觉和位置觉等的敏感度也会降低。同时，向中枢神经传导及从中枢反馈的信息量变少、速度减慢，也会导致老年人反应迟钝。因此，老年人只能胜任节奏较慢和活动量较小的工作。

脑组织的退行性改变、脑动脉硬化和脑血流量减少，会引起记忆力减退、易疲劳、对外界反应迟钝及感觉和平衡能力减退，甚至引发阿尔茨海默病和老年性精神障碍等疾病，脑动脉硬化还易引发脑卒中。

不过，人类的神经系统有较高的反应性和良好的适应能力。日常生活中，我们常能看到许多老年人鹤发童颜，仍然思维活跃、头脑清晰、反应敏捷，这是由于减少了的神经细胞的功能可由剩余的神经细胞代偿。许多老年人的智力并不随年龄增长而同步下降，他们仍可以进行较高水平的智力活动。

（九）免疫系统的变化

免疫系统的生理功能之一是识别自我和非我，以此来维持自我的稳定与平衡。老年人的免疫器官、免疫细胞和免疫分子出现萎缩和功能减弱，血液中的免疫球蛋白也有所减少，使免疫功能减退，抵抗力下降，直接导致老年人对温度、湿度等气候环境变化的反应不太敏感，适应能力变差，易患多种疾病。同时，老年人的疾病不容易根治，并且常常会因为一些小病导致复发。此外，由于免疫功能低下，对恶性肿瘤抗原的反应能力降低，因此老年人易发生各种癌变。

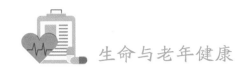

第三节　老年人的心理变化

老李没退休时一直盼着退休享享清闲，但退休之后却并没有过上以前盼望的那种悠闲日子，花鸟鱼虫、琴棋书画也没有给他带来预想中的乐趣。老李心里总有一种失落感，觉得退休后人家看自己的眼光、对自己的态度与以前不一样，老爱跟人吵架，说不清楚自己到底哪里委屈，却经常想大哭一场。

老李就是患上了人们常说的"退休综合征"这一心理疾病。随着年龄的增长，老年人各器官的结构和功能逐步衰退，再加上家庭生活、社会生活、经济条件、人际环境、身体健康状况等变化，老年人的心理也会随之发生变化，出现其自身的一些特点。那么，老年人的心理状态到底会发生哪些变化呢？

一、感知觉减退

感知觉是心理过程的组成部分，是其他心理过程如记忆、思维、想象、情感、意志的基础。感知觉对维持大脑正常活动有着重要的意义，动物被剥夺感觉后处于昏睡状态。心理学家对人体的"感觉剥夺试验"也说明，一个人被剥夺感觉后，会产生难以忍受的痛苦，各种心理功能受到不同程度的损伤。随着年龄的增长，老年人会有视觉能力下降，听觉能力下降，味觉、嗅觉减退，皮肤的触觉、温觉减退，运动觉、位置觉减退等表现，比如感到老眼昏花、听力下降、味觉迟钝等。这些感知觉逐渐衰退的表现都直接影响了老年人对外界信息的接受，易使他们产生丧失感、隔绝感、衰老感等，进而导致各种心理问题。比如老年人经常容易误听误信，误解他人的意思，变得敏感、多疑，为一点儿小事就烦恼不已，在常人看来微不足道甚至是很正常的事，都有可能成为老年人应激的导火线。

与此同时，老年人的注意力也发生了衰退，即使对一些自己特别感兴趣的事物，也很难长时间地集中注意力。另外，老年人注意力的转移也变得比较缓慢，对注意力的分配有越来越困难的趋势。因此，老年人在生活中常常表现出顾此失彼、手足无措的现象，显得动作慢、做事不利索。这就是许多老年人时常感到"心有余而力不足"的原因。

二、记忆能力下降

记忆是事物的映象在人脑中形成、巩固和恢复的过程。记忆过程分为识记、保持、再认和回忆，心理学上把识记过程称为初级记忆，把保持、再认、回忆过程称为次级记忆。人的记忆力随着年龄的增长趋于下降，一般趋势是：40岁以后有一个较为明显的衰退，然后维持在相对稳定的水平，70岁以后又出现明显衰退。研究显示：假如18~30岁这个年龄段人的记忆力水平为100%，那么30~60岁年龄段人的记忆力水平为95%，60~85岁年龄段人的记忆力水平为80%左右。这种记忆下降并不是简单的变化，而是一个复杂的过程。一般来说，正常的记忆老化可能会体现在以下几个方面。

第一，初级记忆保持较好，次级记忆减退较多。老年人的初级记

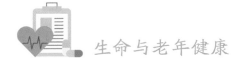

忆随年龄增长基本上没有明显的变化，或者变化很少，到80岁以后才略有减退，次级记忆则减退明显。老年人对信息的接受速度减慢，对信息加工处理的主动性较年轻人差，效率低，信息的储存和提取过程发生困难，所以老年人记忆下降主要表现在次级记忆方面。

第二，有意记忆占主导地位，无意记忆的应用则很少。有意记忆是事先有明确的识记目的并经过一定的努力、运用一定方法的识记，无意记忆则与之相反。

第三，机械记忆能力下降，意义记忆较好。老年人死记硬背、需要机械记忆的能力比年轻时差了。如对外语字母、某些历史年代、门牌号码等缺乏意义联系材料的记忆能力下降，记个电话或者身份证号码都很吃力，但对与生活有关的事物或有逻辑联系的内容记忆较好。

第四，远期记忆的保存效果较好，近期记忆的保存效果较差。在日常生活中，很多老年人总抱怨自己记性不好了，经常忘事，尤其是最近发生的事情，比如昨天晚上吃的什么饭，老伴今天上午叮嘱自己上街要买什么，都想不起来，这是近期记忆力减退的缘故。但老年人的远期记忆力却保持得较好，对自己的出生年月日、什么时候参加工作、什么时候结婚记得非常清楚，对往事的回忆准确而生动，喜欢唠叨往事，留恋过去。

总的来说，老年人的记忆能力是下降的，但并非全面均衡下降，而且下降的早晚、快慢存在较大的个体差异。

三、思维能力下降

在日常生活中，老年人往往感觉自己的脑子不好使了，变笨了，学习新事物的能力下降了，变成了"老朽"，有一种无能感。这是因为随着年龄的增长，神经纤维传导速度减慢，中枢神经功能改变，人的感知觉、记忆、动作与反应速度逐渐减退，逻辑推理能力和问题解决能力也有所减退。由于对信息的接受、加工、储存及提取功能受影响，老年人对事物的分析、综合、抽象、概括、类比等思维过程的速度减慢，尤其是思维的敏捷性、流畅性、灵活性、独特性都比中青年时期要差。所导致的反应迟钝使实际工作中看起来很容易解决的事情，老年人往往要考虑很久才作出回答，而且难免会出错。

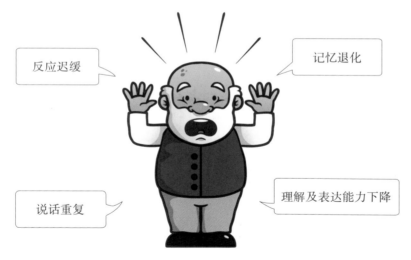

老年人的记忆及思维能力下降

同时，老年人思维转换较困难。老年人长期以来积累的知识、经验，造成其形成思维定式，对事物的认识或解决问题时带有倾向性。传统的认识或老一套方法束缚着老年人从新的角度看问题，导致他们

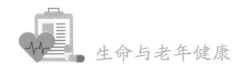

解决问题灵活性不够。比如生活中许多老年人表现出思维变得比较刻板，容易固执己见，钻牛角尖。在快速变化的现代社会中，老年人易与年轻人之间形成代沟，产生"落伍"感。

此外，老年人的创造性思维下降。老年人由于退休等原因，其思维的主动性会降低，创造想象能力会弱化。许多老年人表现出对新鲜事物漠不关心、不敏感，因而适应新情况、解决新问题的应变能力也就逐渐下降。一些老年人一旦陷入应激状态，就常常不能自拔，无法寻求到解脱的办法，最后成为长期应激的受害者。

四、情绪、情感改变

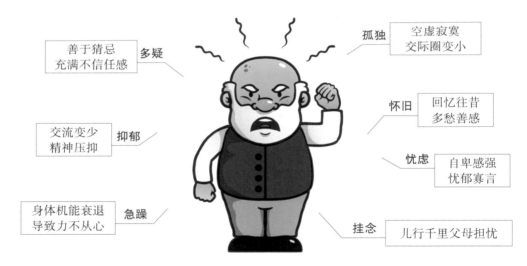

老年人的情绪、情感及性格改变

在情绪和情感上，一方面，中枢神经系统的变化，使老年人的整个神经系统变得易于过度活动，而机体组织的衰老又使老年人反应的灵活性下降。老年人情绪体验的强度和持久性随年龄的增长而提高，导致老年人的情绪和情感趋向不稳定，要比年轻时更强烈，持续的时间也更长，常表现为易兴奋、激惹、喜欢唠叨、与人争论，一旦出现强烈的情绪，又需要较长的时间才能平静下来。另一方面，老年人由于情感相对比较脆弱，经常在面临一时难以适应的问题时产生种种消极的情绪与情感，比如不安、焦虑、抑郁、悲哀等。可见，情绪和情感上的年龄特点，使老年人一旦遇到不顺心的事情，容易产生不良反应。

五、性格改变

说到老年人的性格特点，大家经常会想到一个词，就是"老小孩"，即人到了一定的年龄阶段，仿佛又回到儿童时期一样，会有些固执、任性、爱耍小脾气。这是因为人步入老年后，由于生理、外界环境的变化及心理、社会因素的影响，个体的性格特点也在悄悄发生变化。大约从 55 岁开始，人的性格开始向两极分化：一些老年人变得固执己见，急躁易怒，孤僻自大，叫作"强化"；一些老年人则变得言无定见，行无定律，自暴自弃，叫作"弱化"。尤其在衰老较快的老年人身上，可以发现他们的性格变化很大。但有趣的是，很多老年人自己常常察觉不到这些变化。

比如：有些老年人变得总是喜欢在家人跟前重复唠叨，令人厌烦；有的老年人年轻时脾气很好，老了却变得以自我为中心，固执，任性，爱在家人跟前耍小脾气，甚至影响人际关系和夫妻感情；有的老年人变得敏感多疑，如儿子结婚后，觉得自己一手养大的儿子现在和儿媳妇在一起亲亲热热，对自己不那么关心了，在日常生活中遇到一些小事就容易钻牛角尖；一些年轻时关系良好的夫妻，风风雨雨数十载，老了后却总是磕磕碰碰，时不时冒点小火花，实际上双方的性格都因年老而发生了改变，但又只看到对方在变，互不理解。这些性格变化的特点，使老年人更容易产生很多心理健康问题。

老年人的个体性格差异较大，一般可分为以下几个类型。

快乐型：这类老年人通常身体健康，长寿者较多。能较好地适应退休后的角色，热爱自身，热爱生活，常以自己感兴趣的活动来度过闲暇时间。

慈祥型：这类老年人性情平和，胸怀宽广，很善于控制和调节自己的情绪，精神生活充实，乐于助人，人际关系良好。

孤独型：这类老年人性格多内向，常常孤独自责，很少向外界表露自己，对一切事情持悲观态度。

暴躁型：这类老年人性格外向，脾气急躁，时常为小事而与他人争吵，造成人际关系不良。由于别人多"敬而远之"，他们日益感到孤独，加上情绪不稳，易患心血管系统疾病。

猜疑型：这类老年人平时少与他人接触交往，对现状不满，郁郁寡欢，嫉妒心重。

后三种为适应不良的性格类型，容易使老年人产生人格障碍，如孤独、固执、抑郁、强迫、疑病、自卑、幼稚化等。

以上列举的种种，只是老年人心理变化共性特点的概述。实际上，每个老年人的心理表现都是有差别的，但有一个共同点应引起我们的注意，那就是由于生理心理变化的特点，老年人可能会更多地受到心理应激的威胁，更容易深陷其中而使自己的身心健康受到损害。

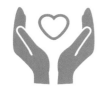

第二章

重新认识社会

第一节　老年人的学习途径

上一章提到，老张退休后的第一件事情就是约上一帮退休的老同事、老朋友到老年大学报名上课。在这里，他不仅了解了什么是人口老龄化，还学到了许多丰富的内容，称得上琴棋书画样样俱全。从此，老年人又打开了一个认识社会的新窗口，既能修身养性，陶冶情操，又能跟上时代的脚步，让自己不脱节。

我国老年教育始于 1983 年。当年媒体曾这样形容开学典礼的场景："1983 年 9 月 17 日，济南市东郊饭店礼堂锣鼓喧天，喜气洋洋，山东省红十字会老年人大学开学典礼在这里隆重举行。"如今的老年教育已成为终身教育体系的一环，学习不再是学生时期那样的硬性任务，而是老年生活的一种方式。2019 年，在首届 GET 教育科技文化节上，国内首份以不同群体视角出发覆盖全民学习方式的《全民学习报告》发布，这也是第一份聚焦老年群体的学习报告。随着养老观念的逐步开放，学习成为我国老年人的一种新型养老方式。对退休后拥有大量空闲时间的老年人来说，含饴弄孙、享受天伦之乐确实美哉妙哉，但孩子总有长大的一天，老年生活不只是围着儿孙转，老年人也应该与时俱进，紧跟社会发展潮流，从"传统老人"转变为"新老

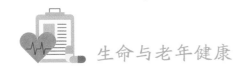

人"，开启"新生活"，学习就不失为一种好方法。

有老年人问："我们年轻的时候已经错过了最佳的学习时机，现在都老了，还能学什么呢？"还有老年人说："学了又能怎么样呢？又不能重新参加工作。"针对这样的问题，75岁的老王和老伴这样说："儿子担心我们退休后无聊，给我们报了老年大学，其实我们的再学习和年轻人的义务教育、学历教育不一样，少了一份压力，多了一份轻松，少了一份烦恼，多了一份快乐。我们现在的物质生活条件越来越好，精神生活也不能局限在平时打打牌、搓搓麻将上，要到图书馆去读读书、看看报，多学习学习，肉体上可以落后，但精神追求上我们老年人不能落后。学习，只要开始，永远不会太晚。"

又有老年人问："我们怎么学呢？除了偶尔看看电视听听广播，还真不知上哪儿去学。"其实上文老王提到的去图书馆读书看报、上老年大学就是学习的途径，如今公立老年大学和文化机构举办的老年大学也不断增加。随着经济社会的快速发展和各方的大力支持，老年人学习的途径从以前的读书看报等传统方式发展到现在的老年教育机构、老年活动室、兴趣协会、老年文体团队等，尤其是在线教育、远程教育，让老年人足不出户就可以学习。下面就让我们跟随老王一起看看他整理的老年人学习宝典吧。

一、足不出户，开启线上学习新模式

随着人口老龄化程度的日益加深，银发一族对"老有所学""老有所乐"的需求成为社会民生亟待应对的一道考题。那么，到底应该如何破解老年大学"一座难求"的困局？

（一）上海老年人学习网

上海老年人学习网（http://e60.shlll.net/）是为老年人量身打造的老年远程大学，提供了各种学习资源，如学习咨询、视频课程、在线活动、专家咨询等，课程涵盖科学技术、自然科学、文化教育、综合百科，使老年朋友在家就能学习。

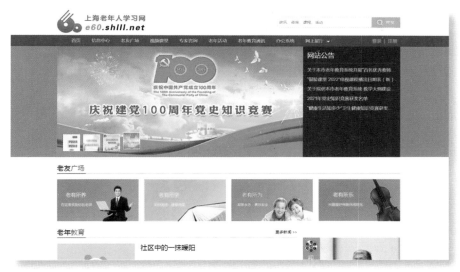

上海老年人学习网主页

（二）网上老年大学 app

网上老年大学 app 是中国老年大学协会战略合作伙伴、全国老年大学官方线上学习平台。该平台涵盖了乐器弹奏、声乐演唱、语言表达、生活艺术、形象管理、健康养生、国学文化、美术书法、手机电脑、舞蹈形体、体育健身等 10000 多节专业线上课程及精品公益课。

线上教学打破了时间和空间的限制，让老年人足不出户就能和名师实时互动，从而多方位满足了他们的学习需求。

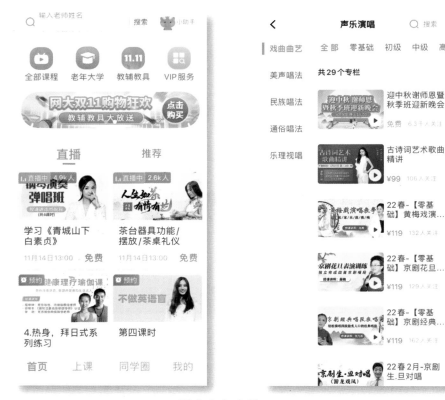

网上老年大学 app

（三）"金色学堂"学习平台

智能手机操作、钢琴启蒙、经络养生……这些在上海各老年大学"一座难求"的课程，如今都能在家轻松获取。老王的好友——年逾九旬的刘老伯现在每天上午 9 点都会打开电视机，准时收看金色频道播出的《智能手机训练营》。"节目会从什么是二维码讲起，然后教我们怎么下载支付宝、怎么绑定银行卡、外出购物时怎么用手机付钱等。"刘老伯说他曾想在社区学校报名学习相关课程，因为年纪太大未能成功，而没有门槛的电视课堂终于让他夙愿得偿。和刘老伯情况相似的是刚退休的王阿姨。王阿姨热爱文艺，退休后一心想学一门乐器，但老年大学的钢琴课程很抢手，之前一直没有报上名。现在，每天中午她都会跟着金色频道播出的《中老年人钢琴启蒙课程》，从最基础的识谱、指法学起，"屏幕上看钢琴键盘和老师的指法特别清晰，就像现场跟着老师学一样"。2021 年 2 月 9 日起，由上海市教委和上海广播电视台等机构联手打造的中老年全媒体终身教育平台"金色学堂"已先后登陆手机端的"百视 TV"app 和电视端的金色频道，所有内容均以公益免费的方式向全体上海市民开放。作为全国首个中老年专属学习平台，"金色学堂"正致力于成为服务上海市中老年群体的另一所"老年大学"。

二、线下服务，让老年人老有所学

相比形式多样的线上学习，有些老年朋友更喜欢传统的线下学习，比如老年大学、社区、医院和公益机构等都会举行一些主题讲座、宣传服务等活动，如果闲来无事，不妨去参加一下，不仅可以习得知识，还能结交三两好友。

（一）老年大学：老年人的乐学平台

老王经常感慨：老年大学既是我们学习知识的地方，又是我们快乐生活的平台。的确，老年大学不仅满足了老年人自身的需求，在保

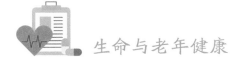

证老年人健康生活、构建和谐社会方面起到了重要作用，也充实了老年人的精神生活，排解了老年人的孤独感，同时进一步激发了老年人的智力。比如上海老年大学的报名条件是这样的：女性满 50 周岁，男性满 60 周岁，身体健康，能够自主学习，不需要家庭成员陪同，如果年龄不够，已办理退休手续也可，港澳台或外籍需要到现场登记取得学号后才可以在网上报名，出于老年人安全考虑，80 周岁以上学员需要家属签署入学协议。

除了上海老年大学之外，老年朋友还可以就近到社区老年学校学习。对于年纪大和行动不便的老年朋友，老王建议在家登录上海老年大学网站（www.shlndx.com）和学校官方微信公众号，免费在线学习直播厅的"乐学大讲堂"系列课程及其他多门优质课程。

（二）社区建设：助推老年生活更多彩

社区是老年人学习和获取信息的一个重要渠道。想知道是怎么一回事吗？不妨请 78 岁的刘奶奶来分享一下自己的经历。

刘奶奶总说年龄大了健康最重要，但她不会玩手机，不知道从哪里获取健康方面的知识。有一天，社区工作人员上门找到她，说医院有专家来小区进行义诊和健康讲座，问她要不要去听听。自那以后，刘奶奶就成了社区里的积极分子，她知道了社区会经常开展健康知识宣传活动，面对面地向老年人介绍健康基本常识，宣传如何预防高血压、糖尿病等知识内容，讲解高龄补贴政策、高龄老人意外伤害险等相关政策，除此之外，还有交通安全、防诈骗、助老跨越数字鸿沟等主题的宣传、志愿服务活动。

　　"老年友好型社区"是刘奶奶学到的一个新词汇。刘奶奶表示，现在的社区太人性化了，自己坐轮椅也可以轻松出门，不用担心上不了楼梯，因为很多地方都建有无障碍化坡道。经社区工作人员介绍，刘奶奶了解到自己所在的小区就是老年友好型社区。2021年3月，上海市卫健委发布了《关于开展老年友好型社区创建工作的通知》，目标是着力提升本市社区服务能力和水平，更好地满足老年人在居住环境、日常出行、健康服务、养老服务、社会参与、精神文化生活等方面的需要，切实增强老年人的获得感、幸福感、安全感，同时"打造一批全国示范性老年友好型社区，到2035年，本市老年友好型社区实现城乡全覆盖"。2021年，上海35个社区入选2021年全国示范性老年友好型社区。

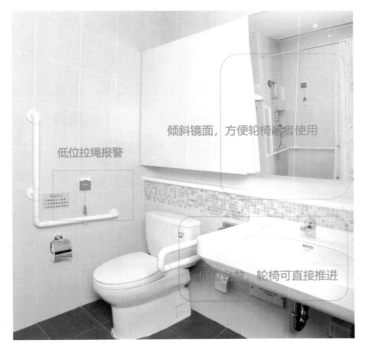

适老化改造

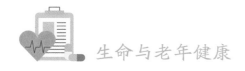

（三）医院友善：让老年人就医更便捷

对老年人来说，"看病难"一直是个老大难问题。刘奶奶身患多种慢性疾病，需要每天服药、定时复诊，是多家医院的老病号。因为年纪大了，眼睛看不清，腿脚也不方便，她每次去诊室找医生都很费劲。再加上现在到处都是"场所码""健康码"，还有一堆自助智能机，刘奶奶忍不住感慨道："哎，人老啦，看来是被智能科技'抛弃'了哟！"

医生告诉刘奶奶，现在看病比以前方便多了。随着老年友善医疗机构建设的推进，医院采取了一系列措施，比如对院内指向牌、专家信息介绍等进行适老化改造，便于老年人识别和阅读，以及为老年人提供老花镜、轮椅等便民物品。这不，今天刘奶奶来到了上海市肺科医院门诊一楼自助服务区，"老年患者人工预约点"几个大字颇为显眼。刘奶奶拿着社保卡刚走到自助机前，一位身穿蓝马甲的引导员立刻走上前，边操作边讲解，不到 1 分钟就完成了下次复诊的预约。在引导员手把手的指导下，刘奶奶很快也学会了如何操作。如此便捷的流程就得益于该医院老年友善医疗机构的建设。

当然，上面提到的只是老年友善医疗机构建设的一部分，完整的建设内容包括文化、管理、服务、环境四大方面。此前，国家卫健委发布的《关于开展建设老年友善医疗机构工作的通知》提出，到 2022 年，80% 以上的综合性医院、康复医院、护理院和基层医疗机构将成为老年友善医疗机构。在上海，"老年友善"的建设理念已嵌入各级各类医疗机构。截至 2022 年底，上海市共有 631 家医疗机构完成了老年友善医疗机构的建设工作，并评审出 40 家"上海市老年友善医疗机构优秀服务品牌"。

特别要指出的是，在老年友善医疗机构建设过程中，医院也成了老年人学习医疗保健知识的场所之一。各医院都完善了病人健康教育制度，单列了老年人健康教育制度，从老年人的需求出发，提供相应的内容，并充分考虑适老化，方便老年人学习。所以，除了社区活动之外，现在每当医院举行公益健康讲座和义诊活动时，医护人员都会告诉刘奶奶，并发放健康宣传手册。刘奶奶说这儿有专业的医生、同龄的老人，自己不仅学到了健康知识，了解了健康政策，也交到了朋友。

第二节　老年人的社会参与

有一天，小明教 80 岁的奶奶如何使用智能手机进行视频聊天。谈到社会参与这个话题时，奶奶说道："人老了，什么都做不了了，也就只能做做饭、扫扫地、看看孩子了，你看你教了好几遍我还是学不会啊，脑子也不好使了！"听到这里，小明有点心酸，其实奶奶到了这个年纪仍在为这个家作贡献，这也是社会参与的一种。

生命的衰老是不以我们的意志为转移的客观规律，因此退休也是不可避免的，但这并不意味着不作为，老年人必须要实现自身社会角色的转换。所从事的活动只要对他人有益，还能发挥自身的潜能，实现自我价值（比如各种学习活动就是老年人自我价值的集中体现），就都可以看成是老年人社会参与的范畴。

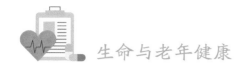

一、老年人参与社会的渠道

其实老年人参与社会的渠道可以说形式多样。

第一，发挥余热，重归社会。体格壮健、精力旺盛又有一技之长的老年人可以积极寻找机会，做一些力所能及的工作，比如当社会志愿者，发挥专长，为社会服务，一方面能够实现自我价值，另一方面也能使自己在精神上有所寄托。

第二，培养爱好，丰富生活。如果老年人在退休前已有业余爱好，只是因工作繁忙无暇顾及，那么退休后正好可以利用闲暇时间充分享受这一乐趣。如果老年人先前没有兴趣爱好，此时应该有意识地培养一些，比如积极参加合唱团、舞蹈队等文艺团体和健身操、太极拳等体育活动，既锻炼了身体，又推动了社会文明。

第三，参与调查，建言献策。老年人可以通过参与社会调查和专题调研，了解社情民意，提出工作建议。

第四，加强学习，宣传教育。老年人还可以发挥政治优势，通过做报告、讲党史，对广大青少年进行爱国主义教育等，利用与公众接触的机会宣传党的方针政策。

第五，扩大社交，排解寂寞。老年人退休后尽管生活圈子缩小了，但不应该自我封闭，除了要努力保持与旧友的关系之外，还应该积极主动地去建立新的人际网络。良好的人际关系可以帮助老年人开拓生活领域，排解孤独寂寞，增添生活情趣。在家庭中，老年人要与家庭成员建立和谐的人际关系，营造和睦的家庭气氛。

除此之外，短视频应用作为当代老年人获取知识、社交娱乐、展示自我的新工具，也可以帮助老年人加强社会连接，增进他们在退出劳动力市场后的社会适应与社会参与。退休后的老年人面临着与工作相关的主要社会角色消失、社会关系网缩小、社会参与度降低、生活丰富度和幸福感下降等问题。对老年人来说，"积极老龄化"的核心就是"参与"，而短视频降低了老年人保持社会连接的门槛，使他们能够了解社会动态、和子女加强沟通、发挥余热特长，可以被视为当代老年人参与社会的新形式。

二、老年人参与社会的原则

离开工作岗位后的社会参与不同于在职期间，要符合老年人的特点，遵循以下三个原则。

第一，要坚持力所能及、量力而行、保证健康原则。

第二，要坚持结合自己的专长、兴趣、爱好的原则。老年人在长期的工作实践中积累了丰富的经验，掌握了较深的专业知识，因此可以利用自身的这些优势轻松愉快地为和谐社会作贡献。

第三，要坚持"主动参与不越位、热情服务不添乱"原则，准确定位现阶段的社会角色，最大限度地发挥作用。

总之，退休之后，老年人仍然可以过得很好，因此大家不要有太多的顾虑。"莫道桑榆晚，为霞尚满天。"老年人应学会科学安排退休后的生活，发挥余热，继续为社会作贡献，不断丰富自己的晚年生活，保持良好的精神状态。

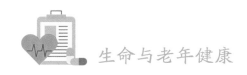

第三节　老年人的权益保障

老年人应享有的权益有哪些？老年人如何拿起法律武器保护自身权益？老年人如何提高自我保护意识，增强自我保护能力？《中华人民共和国老年人权益保障法》（以下简称《老年人权益保障法》）告诉了我们答案。

《老年人权益保障法》是为保障老年人合法权益，发展老龄事业，弘扬中华民族敬老、养老、助老的美德，根据宪法制定的，曾于2018年进行了第三次修正。这里的老年人是指60周岁以上的公民，老年人的合法权益是指老年人依据宪法和法律应当享有的各种权益。新修改的《老年人权益保障法》包括家庭赡养与扶养、社会保障、社会服务、社会优待、宜居环境、参与社会发展、法律责任等，并对居家养老的"空巢"老人权益及生活问题给予了关注，强调"与老年人分开居住的赡养人，要经常看望或者问候老人"。这表明我国的的确确把老龄事业放到了重要的战略位置上，把积极应对人口老龄化当成国家的一项长期战略任务来对待。

一、老年人的合法权益

具体来讲，老年人的合法权益主要有以下几点：

（1）有从国家和社会获得物质帮助的权利。如基本养老保险、基本医疗保险、"五保"、"低保"、高龄补贴等。

（2）有享受社会服务和社会优待的权利。如各级地方政府和有关部门采取措施发展城乡社区养老服务，建设老年活动室、日照站、康复中心等服务设施，公园、旅游景点等场所对老年人免费或优惠开放等。

（3）有参与社会发展和共享发展成果的权利，也就是有继续劳动的权利。可以通过老年协会、老年体育协会等老年人的组织，开展有益身心健康的活动等。

（4）有获得赡养的权利。赡养内容概括起来，就是"经济上供养、生活上照料、精神上慰藉、生病时医护"这20个字。

（5）有婚姻自由的权利。

（6）有继承的权利。

（7）有财产拥有的权利。

（8）有得到司法援助的权利。

（9）有继续受教育的权利。

二、维护老年人的合法权益

那么，当老年人的合法权益受到侵害时，应该如何拿起法律武器保护自己呢？我国法律规定，被害人或者其代理人有权要求有关部门处理，或者依法向人民法院提起诉讼。

（1）涉及家庭成员因赡养、扶养、住房、财产纠纷、干涉婚姻自由、虐待、实施家庭暴力或盗窃、诈骗、侵占、损坏老年人财物等侵害老年人权益时，老年人应寻求老协组织、村委会调解委员会、司法所等组织和部门，先进行调解，通过批评教育达成调解协议；构成

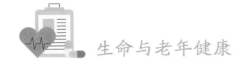

违反治安管理行为的，应向派出所寻求帮助，依法给予治安管理处罚；情节严重构成犯罪的，应向人民法院提起诉讼（打官司），由人民法院依法判处。

（2）涉及国家机关工作人员违法失职，致使老年人合法权益受到损害的，由其所在单位或者上级责令改正。

（3）若社会上有公民侮辱、诽谤老年人，我们应该向派出所反映，或者向人民法院起诉。

（4）涉及养老机构及其工作人员侵害老年人身和财产权益的，我们只需向主管部门反映，由主管部门依法进行处理。

三、《民法典》中老年人的合法权益

除了《老年人权益保障法》之外，《中华人民共和国民法典》（以下简称《民法典》）中也提到了老年人的合法权益，如赡养老人、婚姻自由权和自主处分财产权等。老年朋友若遇到问题，或许可以从中找到答案。

以老年人关注的遗产继承问题为例，新的《民法典》从 2021 年 1 月 1 日开始实行，对父母的房产如何通过继承的方式转让给子女们做出了详细的规定，其中有不少内容是结合当前的情况提出的新规定。也就是说，从 2021 年起，父母房产将按照"继承权"新规处置。

上海曾报道过这样一个新闻：88 岁的马大爷被众多亲戚遗弃，邻居摊主游某热心照料，老人为报答游某将价值 300 万的房屋赠予。《民法典》第三十三条规定：有完全民事行为能力的成年人，可以与其近亲属、其他愿意担任监护人的个人或者组织事先协商，以书面形式确定自己的监护人，在自己丧失或者部分丧失民事行为能力时，由该监护人履行监护职责。在确定游某作为监护人之后，马大爷订立了遗嘱，由游某继承房产。后来，由于马大爷的亲戚告上法庭和马大爷患有阿尔茨海默病等原因，即使立遗嘱时的公证人表示当时马大爷在书写遗嘱时神志清醒，并未处于病发状态，最终法院依然没有采纳公证人的证词，而是判决这份遗嘱无效，马大爷的监护人需要重新确定。那么，马大爷和游某今后该如何落实房产的继承呢？其实，他们可以找居委会、民政部门等单位，将马大爷的情况上报。如果民政部门核实马大爷的亲属确实存在不履行扶养义务的情况，那么可以由民政部门来指定游某作为监护人。至于遗嘱，马大爷和游某可以在医务人员或专业人士的陪同下订立。

目前，立遗嘱在我国并不普及，因为在常人看来，立遗嘱就等同于"将要去世"，有种让人不安的感觉。如果亲戚朋友或邻居听到谁家要"立遗嘱"，第一个想法就是：这个人是不是出什么事了？没事儿立什么遗嘱？所以，即便很多老年人有立遗嘱的想法，但是除非必要，否则他们是不愿意公开立遗嘱的。以往，立遗嘱的常见方式，也是最有效的方式，就是去公证处进行公证，但这存在很大的弊端和局限性。因为想要立遗嘱的一般都是年迈的老人，他们年纪大了，行动自然迟缓不便，还有一些老年人只能坐在轮椅上，公证处往往又不是在家门口，他们怎么经得起这样折腾呢？而新的继承规定增加了两种合法有效的立遗嘱方式：录像遗嘱和打印遗嘱。这就为老年人减少了很多麻烦，比如有些老年人不识字或年老了认识不清，都可以采用录像的方式。

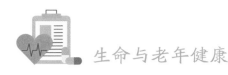
　　此外，为防止老年人立遗嘱是被逼无奈，现在新增了"见证人"规定。如今的一二线城市房价几乎每平方米都在万元以上，一套房子动辄上百万，没有父母的资金支持，年轻人仅靠自己的力量，基本上很难成功买房，这就导致一些人为争父母的房产不惜使出各种怪招，比如要求父母必须按照自己的意见立遗嘱，否则就有严重后果。因此，为防止像马大爷这种事情发生，规定必须有两名见证人在场才行，确保遗嘱出自老人内心的想法。

　　此外，《民法典》修改了遗嘱效力规则，删除了现行继承法关于公证遗嘱效力优先的规定，即公证遗嘱效力不再具有优先性。遗嘱效力以遗嘱人最后表示的意思为准，遗嘱人可以通过其他法定的遗嘱形式撤回、变更包括公证遗嘱在内的自己所立的遗嘱，并且立有数份遗嘱内容相抵触的，以最后的遗嘱为准。在现实生活中，有些子女不孝顺父母，但为了获得父母的房产表面一套背后一套，"修改"制度相当于为老年人再添一道保障，让他们有机会修改遗嘱。

四、法律援助渠道

　　老年人不懂法怎么办？不知道怎么获取法律援助怎么办？没钱请律师怎么办？我们可以从下面几个渠道找到答案。

（一）上海市老龄事业发展促进中心

　　上海市老龄事业发展促进中心（以下简称"市老龄中心"）成立于 2020 年 1 月，直属于上海市卫生健康委员会管理，主要承担本市老龄事业发展促进、老年健康服务等职责。市老龄中心有专门的为老法律咨询服务窗口，负责指导和协调各区老龄相关部门做好老年人权益保障工作，组织开展老年人法制宣传教育，加强老年法律咨询窗口建设，培育发展各类普法品牌，并与专业心理咨询机构合作，每周三上午提供心理服务。为丰富社区老年群众的法律知识，提高社区老年群众的法律素质，市老龄中心每年都开展"银龄法宝"老年普法进社区活动，举办线下法律专题讲座，同步发放《中华人民共和国老年人权益保障法》《上海市老年人权益保障条例》合订本、心理咨询服务手册以及各类普法宣传折页。此外，还在各区进行普法展板巡展，可供社区老年人驻足阅览，了解最新的法律规定及热点问题。每年的敬老日也是老年人的节日。比如 2021 年 10 月 14 日敬老日当天，市老龄办在复兴公园举办了上海市敬老日大型宣传咨询和为老服务活动，现场提供法律咨询、义诊、便民服务等各种为老服务活动。王大爷就是这些活动的常客了，如果您也有兴趣或需要，就请多多关注每年的敬老日。

上海市老龄事业发展促进中心

老年法律咨询接待窗口

热线电话：63179900

市老龄中心老年法律咨询热线电话

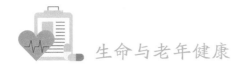

（二）法律援助中心

法律援助中心是由国家拨款设立的为需要律师服务但经济困难无力聘请律师的弱势群体及法律规定必须有律师提供法律帮助而自己又没有聘请律师的特定人员（如刑事案件中可能被判处无期徒刑和死刑的、未成年人犯罪人员等）提供无偿法律服务而设立的一种专门的法律服务机构。

最近，年逾八旬的丁阿婆就在法律援助中心的帮助下，通过向法院起诉几个子女，解决了养老问题。丁阿婆与老伴共生育了五个子女，子女成年后相继成家。在老伴去世之后，丁阿婆独自住在老房子里。就这样过了十多年，丁阿婆年事渐高，腿脚越来越不利索，需要有人照顾，可三个儿子相互推脱，谁都不愿意接老母亲回家赡养，女儿们想接老母亲回自己家，又担心其他兄弟说闲话。就这样，丁阿婆依旧住在老房子里生活，平时多是大女儿和大儿媳进行日常护理。自前几年起，丁阿婆病痛缠身，先后两次住进医院，花去医疗费、护理费等各项费用万余元。一直看护老母亲的大儿媳因经济困难，拿不出这么多钱，要求兄弟姐妹们共同分担。没想到医疗费和护理费成了几个孩子的"皮球"，谁都不愿意来接手。一时间，丁阿婆的吃住都成了问题。最后，丁阿婆来到法律援助中心寻求帮助。经过审查，丁阿婆符合法律援助要求，法律援助中心指派法律事务中心为其提供法律援助。承办人接到指派后，认真搜证，积极协调几个子女之间的关系，但因为大家分歧过大，无法达成协议。在征得丁阿婆的同意后，承办人代表她向法院起诉，通过法律途径维护自身权益。最终，经过法院审判，丁阿婆日常和大儿子住在一起，由大儿子负责照顾，其他四个子女每人每月支付一定的赡养费。

上海市各区法律援助中心一览表

单位	地址	电话	邮编
上海市残疾人法律援助中心	四平路 419 号	26060200	200080
上海市退休职工服务中心	北京西路1068号27楼	62534615	200041
上海市总工会职工援助服务中心	西藏中路 120 号 2 楼	12351	200001
上海市妇女法律援助中心	天平路 245 号	64330001	200030
上海市法律援助中心	小木桥路 470 号	53899700	200032
黄浦区法律援助中心	瞿溪路 1190 号	63162431	200023
徐汇区法律援助中心	南丹东路 60 号	64692925	200030
长宁区法律援助中心	华阳路 112 号 2 号楼 104 室	62527835	200042
静安区法律援助中心	永和路 219 号	56774044	200072
普陀区法律援助中心	铜川路 1809 号	52656672	200333
虹口区法律援助中心	广灵四路 496–500 号	65072148	200083
杨浦区法律援助中心	扬州路 583 号	65895194	200082
宝山区法律援助中心	淞宝路 50 号 1 号楼	56609994	200940
浦东新区法律援助中心	高科西路 551 号	68622605	200126

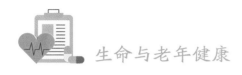

（续表）

单位	地址	电话	邮编
闵行区法律援助中心	莘谭路 392 号	54955148	201100
金山区法律援助中心	金一东路 391 号	67962253	200540
嘉定区法律援助中心	金沙路 85 号	59918148	201899
松江区法律援助中心	乐都西路 867–871 号 2 号楼 2 楼	57719907	201600
青浦区法律援助中心	青松路 231 号	59717956	201700
奉贤区法律援助中心	南奉公路 8833 号	37110205 57187148	201499
崇明区法律援助中心	城桥镇人民路 40 号	59612919	202150

五、正确行使老年人的权利

上文提到的寻求法律援助其实就是老年人行使"得到司法援助的权利"的过程。除此之外，老年人还有"享受社会服务和社会优待的权利"。

但不少老年人可能会遇到这样的问题，即不知道如何行使自己的权利，比如需要养老服务的时候，能想到的只有养老院，对于其他养老方式，不是对政策不了解，就是找资源有困难，不知道应该向谁求助。2018 年 5 月，上海市创新推出了"养老顾问"制度，为老年人及其家庭获取养老服务资源提供帮助，是"养老顾问"的主要职责。老年朋友可以通过上海市养老服务平台（www.shweilao.cn）查询具体地址，打电话或现场咨询各街镇综合为老服务中心或居村委的"养老顾问"，量身定制自己的养老服务。后续，上海市养老服务平台上还将发布相应程序，方便老年人及其家属申请及获取机构养老服务，让老年人从"问不到"到"找得到"，从"有得住"到"住得好"。

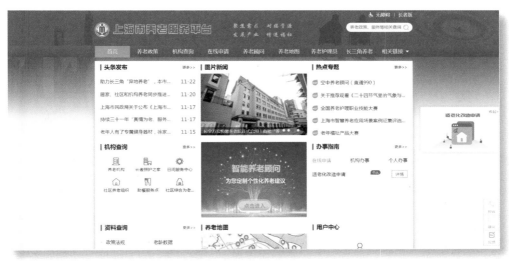

上海市养老服务平台主页

老年人作为弱势群体，需要更多的、特别的保护。当然，在强调老年人合法权益保护的同时，老年人也要注意履行好自己应尽的义务，如：维护祖国统一和全国各民族的团结；遵守宪法和法律，保守国家秘密，爱护公共财物，遵守劳动纪律，遵守公共秩序，尊重社会公德；维护祖国的安全、荣誉和利益；保卫祖国，抵抗侵略；依法纳税；抚养教育未成年的子女；与配偶相互扶养；其他法律法规规定的义务。义务是法律规定的要求公民必须履行的必不可少的责任，老年人也不例外。

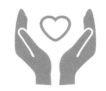

第三章
重新掌握健康生活方式

第一节　健康的四大基石

老赵平时一个人在家，退休后没有工作单位的约束，想几点起床就几点起床，还经常熬夜，有时候和老伙计们喝喝啤酒、吃吃烧烤，时间一长，身体吃不消了，只好住进了医院。经过一段时间的治疗，他的身体状况总算好转了一些，出院时医生特别强调，他这次病倒都是毫无规律的生活导致的，老年人是否拥有健康的身体、健康的状态，与其作息时间、生活习惯息息相关。

一、健康的含义

什么是健康？这个问题看似简单，但恐怕每个人的答案各不相同。有人说：没病，能吃，能喝，能睡，就是健康。当然，他们所指的是没有躯体上的疾病，比如感冒、肺炎、高血压、心脏病、糖尿病等。那么无躯体上的疾病算不算健康呢？答案是：不确定。早在1948年世界卫生组织刚刚成立时发布的《世界卫生组织宪章》中，就明确地提出"健康"的定义：健康不仅仅是没有疾病或虚弱，而且是身体、心理和社会适应的完好状态。

健康是一种状态，是身体、心理和社会适应都表现"完好"的状态。身体健康表现为体格健壮，人体各器官功能良好；心理健康指能正确评价自己，应对处理生活中的压力，能正常工作，对社会作出自己的贡献；社会适应的完好状态是指通过自我调节保持个人与环境、社会及在人际交往中的均衡与协调。

健康是生活幸福和成就事业的前提和基础，是社会进步、经济发展、民族兴旺的保证，也是从古至今人类生命史上不断追求的共同目标。每个人都要建立起对自己健康负责的意识，养成良好的行为习惯，形成健康的生活方式。

二、什么是健康四大基石

1992 年，世界卫生组织在加拿大维多利亚召开的世界健康大会上发表了著名的《维多利亚宣言》，针对严重影响人们健康的不良行为与生活方式，提出了"健康四大基石"的概念，指出以此为指导并认真去做，便可解决 70% 的健康行为问题，使——

高血压的发病率减少 55%，

脑卒中、冠心病的发病率减少 75%，

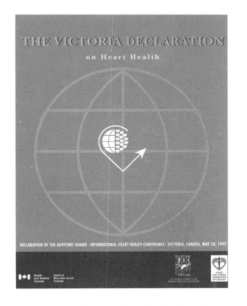

由国际心脏健康会议咨询委员会
编写的《维多利亚宣言》

糖尿病的发病率减少 50%，

肿瘤的发病率减少 33%，

现代人的平均预期寿命延长 10 年以上。

健康四大基石就是：合理膳食、适量运动、戒烟限酒、心理平衡。合理膳食是健康的第一大基石，即营养要全面均衡，并要注意饮食的卫生与安全。适量运动是健康的第二大基石，即运动贵在坚持，重在适度，项目可因人而异，可根据不同性别、年龄、职业、爱好、条件、环境等选择不同的运动。戒烟限酒是健康的第三大基石，即要做到不吸烟、不饮酒或少饮酒。心理平衡是健康的第四大基石，即要善于调节心理的失衡状态，保持心态平和、情绪稳定。

四大基石构成了健康生活方式，是保证人们轻松享受健康每一天、丰富和提高生活质量的基础，是每个人都应努力实现的目标。

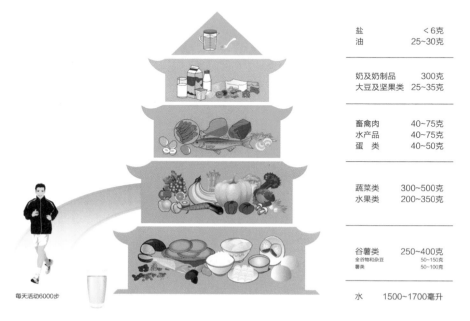

中国居民平衡膳食宝塔图

第二节 饮食与健康

李师傅是大饭店的老师傅，手艺了得，因职务之便也算尝遍了各种美味，平日里心宽体胖，红光满面。可随着年龄的增长，李师傅感到自己的身体状态大不如从前，"啤酒肚"成了最大的累赘。到医院体检后，医生告知李师傅他除了有三高，还伴随一定的营养不良。可是厨师出身的李师傅从来不愁吃的，怎么会缺乏营养？原来李师傅长期重荤少素，饭店的菜又都是重油重盐糖，饮食搭配不太合理，摄入的能量过高，但营养却不太达标，而导致肥胖的原因往往是能量过剩而不是营养过剩，充足的营养才是身体正常代谢的基础。

一、老年人的身体状况

俗话说："人是铁，饭是钢，一顿不吃饿得慌。"现在社会物资供应日益丰富，天上飞的、水里游的、地里种的应有尽有，而且中华饮食文化博大精深，拥有鲁菜、川菜、粤菜、苏菜、闽菜、浙菜、湘菜、徽菜八大菜系。在选择如此多的情况下，老年人该如何做到科学、健康饮食呢？在这里，我们首先要了解一下老年人的身体状况。

随着人的衰老，老年人的身体成分发生改变，细胞数量下降，身体水分减少，骨组织矿物质和骨基质均减少，骨密度降低，骨强度下降，体内氧化损伤加重，免疫功能下降，代谢功能与各系统功能均降低，具体表现为以下几个方面。

第一，蛋白质合成速度减慢。老年人体内蛋白质合成与分解速度

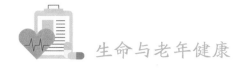

明显慢于年轻人，血液中蛋白含量易降低，在受到外伤或感染时，痊愈及恢复缓慢。

第二，脂肪蓄积，血脂上升。老年人新陈代谢减慢，加上活动量较少，如果摄取过量的餐食及点心，就会因体内积存过多的热量而肥胖起来。老年人体内总血脂也随年龄增长而增加，其中主要是总胆固醇量明显增加，甘油三酯也有所增加。

第三，骨密度降低。老年人骨密度逐渐降低，钙含量降低，引起骨质疏松，容易发生骨折。

第四，营养素摄入不足。老年人的饮食受咀嚼功能退化和消化吸收能力减弱的影响，导致所摄入的营养素减少。

第五，生理功能衰退，适应能力降低。人体器官随年龄增长和体内自由基（体内氧化反应产生的有害化学物质）增加而衰老，各项生理功能如记忆力和视力也随之减退，再加上免疫功能下降，导致老年人对外界和体内环境改变的适应能力变弱。

二、老年人合理膳食、运动原则

老年人的营养需要与一般人群存在差异，老年人膳食也相应地存在特殊之处。同时，食物摄入量和身体活动量是保持能量平衡、维持健康体重的两个主要因素。为此，《中国居民膳食指南（2022）》在一般人群指南的基础上对老年人膳食、运动等作了补充说明和指导。

（一）食物品种丰富，合理搭配

老年人更需要注意丰富食物品种，主要可以从以下几方面入手：品种多样化，除了常吃的米饭等主食外，还可以选择各种杂粮谷物；努力做到餐餐有蔬菜，尽可能换着吃不同种类的蔬菜，特别要注意多选油菜、青菜、菠菜、紫甘蓝等深色叶菜，不同蔬菜还可以搭配食用；尽可能选择不同种类的水果，不宜在一段时间内只吃一种水果，每种吃得量少一些、种类多一些，不应用蔬菜替代水果；动物性食物换着吃，而且在选择动物性食物时，应考虑与蔬菜一同搭配，比如鸡蛋可与西红柿一起炒，炖肉中可加入大豆等；吃不同种类的奶类和豆类食物，以大豆类食物为原料制作的发酵或非发酵食品种类十分丰富，如豆酱、豆腐、豆腐干等，老年人选择时应多样化，另外，在条件允许的情况下，老年人可以选择不同种类的奶制品。

（二）摄入足够量的动物性食物和大豆类食品

动物性食物富含优质蛋白质，对微量营养素的吸收、利用率高，有利于老年人改善贫血，延缓肌肉衰减的发展，摄入总量应争取达到平均每日120~150克，并包含不同种类，其中鱼40~50克，畜禽肉40~50克，蛋类40~50克。各餐都应有一定量的动物性食物。食用畜肉时，尽量选择瘦肉，少吃肥肉。建议老年人尝试选择适合自己身体状况的奶制品，如鲜奶、酸奶、老年人奶粉等，并坚持长期食用，推荐的食用量是每日300~400毫升牛奶含量相当的奶制品。老年人也可以食用豆腐、豆腐干、豆腐脑、黄豆芽等不同形式的豆制品，以

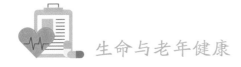

保证摄入充足的大豆类制品，达到平均每天相当于 15 克大豆的推荐水平。

（三）营造良好氛围，鼓励共同制作和分享食物

制作和分享食物已成为改善、调整心理状态的重要途径，有助于老年人保持积极、乐观的情绪。家人、亲友应劝导和鼓励老年人一同挑选、制作、品尝、评论食物，让他们对生活有新的认识，感受来自家人、亲友的关心与支持，保持良好的精神状态。

（四）努力增进食欲，享受食物美味

老年人身体功能衰退，或因罹患慢性病长期服用药物出现食欲减退情况，容易导致营养不良的发生。老年人及照护人员应采取积极措施，比如：鼓励老年人积极参加群体活动，保持乐观的情绪；在确保安全的前提下，适度增加身体活动量，增强身体对营养的需求，提升进食欲望；采取不同的烹饪方式，丰富食物的色泽、风味，增加食物本身的吸引力。

（五）主动参加身体活动，减少久坐等静态时间

老年人在选择锻炼方法和安排运动负荷时，应根据自己的生理特点和健康状况来确定运动强度、频率和时间，兼顾兴趣爱好和运动设施条件，选择多种身体活动方式，尽可能使全身都得到运动。可以多选择散步、快走、太极拳、门球等动作缓慢柔和的运动方式。此外，老年人应选择天气温暖、晴好的时候到户外开展活动，有利于

体内的维生素 D 合成，延缓骨质疏松和肌肉衰减的发展。需要注意的是，老年人活动要量力而行，数心率是最为简便的判断方法，常以"170 － 年龄（岁）"作为运动目标心率，如 70 岁老年人运动后即刻心率为 100 次 / 分钟，表明运动强度恰到好处。老年人应避免久坐，减少日常生活中坐着和躺着等静态时间，在家尽量少看电视、手机和其他屏幕，每小时起身活动至少几分钟，如倒杯水、伸伸臂、踢踢腿、弯弯腰。

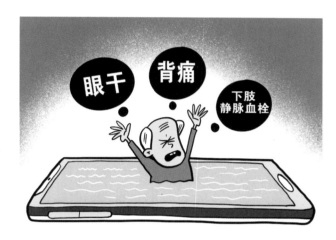

长时间看电视、手机和其他屏幕容易导致的症状

（六）保持适宜体重，做好健康管理

判断老年人体重是否正常的体质指数（BMI）界值与中青年人也不相同，目前的基本共识是老年人的体重不宜过低，BMI 在 20.0~26.9（单位：kg/m^2）更为适宜。体检是做好健康管理的首要途径，老年人每年可以参加 1~2 次健康体检。发现健康问题后，一方面可以通过调整生活方式，降低这些危害因素的影响；另一方面，如果问题较为严重，应该去专业医疗机构进一步检查，由医务人员做出专业诊断，开展规范治疗。

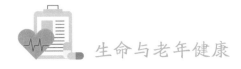

三、老年人须关注的饮食误区

（一）没胃口就不吃

老年人一般都比较佛系，没有胃口就不吃饭，这其实是一种错误的做法。俗话说："人是铁，饭是钢。"老年人经常不吃饭，容易导致血糖波动，会抑制食欲。如果平时实在没什么食欲，那么无论如何早餐一定要吃好。即使不太饿也要吃一点东西，这样才能保持人体的新陈代谢。

（二）只在口渴时喝水

不少老年人身体的各器官都发生了退化，有一些老年人即使身体缺水也不会感觉到口渴。因为身体在缺水时无法得到水分的补充会导致晕厥等病症，所以老年人一定不要只在口渴时喝水，建议每个老年人都要保持恰当的饮水量，在一定时间喝一杯水，这样才能让身体保持健康。

（三）吃剩菜没关系

很多老年人的思想一直停留在以前贫穷时的日子，每每饭菜吃不完，就会把剩下的菜收进柜子里，等下次再吃，直到吃完为止。吃剩菜对人体有非常大的危害，尤其在细菌易滋生的夏天，吃剩菜会导致细菌乘虚而入，最终引发疾病。

（四）老年人需要的营养少

不少人认为老年人身体的各机能已发生退化，导致人体需要的营养也变少了，这其实是错误的。正是因为老年人的身体大不如从前，所以才需要更多的营养物质。事实上，老年人对热量的需求较少，对一些营养物质的需求则较多。在平时，老年人一定要保持摄入足够的营养物质，这样才能保证自己的身体不出现太大的毛病。

（五）不担心体重超标

很多人一到老年，感觉心里也没什么追求了，对于体重就更无所谓了。但老年人也是肥胖病人群中的一员，如果不注意肥胖问题，患心脏病和糖尿病的风险会大大增加。所以人即使进入老年也要保持好身材，不要让身体过于肥胖。

第三节　睡眠与健康

钱大妈年轻时身体一向很好，吃得下，睡得着，年年体检结果都不错。退休后，她感觉无所事事，不知怎么地迷上了追剧，常常通宵达旦。一段时间后，她白天时常会打盹，反应迟钝，容易健忘，还出现腰膝酸软、乏力、气短等症状，去医院一查说是内分泌失调。钱大妈想不通了，为什么会出现这种情况呢？医生在询问了钱大妈的生活习惯后告诉她，这都是熬夜引起的。熬夜还会导致身体的抵抗力下降，本来老年人的身体就不如年轻人，一熬夜，抵抗力变弱，就很容易得一些慢性病，还有感冒、肠胃疾病、心血管疾病等。

在人的一生中，睡眠占据了重要的地位。仅从时间上来看，一天24 小时，平均睡眠 8 小时，也就是说睡眠占了一天时间的三分之一，

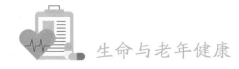

放到人的一生中看，就是人生的三分之一。睡眠不仅仅是休息。研究表明，睡眠作为生命所必需的过程，是机体复原、整合和巩固记忆的重要环节，是健康不可缺少的组成部分。在健康的金标准中，睡眠是其中的一项，表述为"善于休息，睡眠良好"，即上床能很快熟睡，且睡得深，醒后精神饱满，头脑清醒。睡眠是影响健康的最重要的因素之一。睡眠充足，可使人精力充沛，精神振奋；睡眠不足，则会使人疲惫不堪，萎靡不振，难以消除疲劳，工作效率随之降低，记忆力也明显减退，还易引起心血管及消化道疾病。好睡眠是好生活的标准，它能够保持躯体和思维的丰盈，

一、解密睡眠的五个阶段

目前，有关睡眠的发生机制尚不完全清楚。《有效睡眠》（*Powerful Sleep*）一书中提出了人的精力和睡眠机制（energy and sleep mechanism）。睡眠可以分为五个阶段，其间脑电波有不同的行为，进入睡眠阶段后，脑电波的频率会下降。

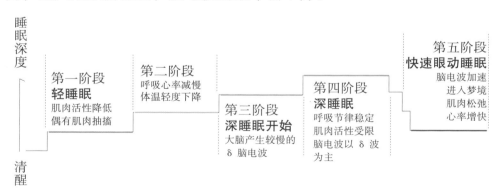

5H 科学睡眠深度解析图

第一阶段和第二阶段，人体睡眠较浅，但是身体逐渐放松，呼吸和心率逐渐变慢。第三阶段和第四阶段，人体进入深度睡眠，血压、呼吸和心率都达到一天中的最低点，血管开始膨胀，白天存储在器官里的血液开始流向肌肉组织，负责滋养和修复它们。如果人在深度睡眠中醒来，会发现很难起床，反应慢，缺少方向感，甚至不记得半夜起来去洗手间这件事。第五阶段是快速眼动阶段（Rapid Eye Movement，简称 REM），人做梦的时候大都处于这个阶段。而睡眠具有其特有的周期（Sleep Cycles），人在睡眠时要多次经历睡眠的不同阶段。其中第一次深度睡眠的时间是所有深度睡眠的时间中最长的，随后不断缩短。高质量的睡眠就是大脑比较容易进入深度睡眠阶段，并且在深度睡眠阶段保持得足够久。

二、老年人的睡眠特点

世间万物都会衰老，包括人的睡眠，人的睡眠会随着年龄的增长而呈现不同的特点。老年人由于生理和心理都发生了很大的变化，因此在睡眠上与年轻时相比有很多不同之处。

第一，入睡潜伏期长。老年人的入睡潜伏期大约是青年人的 2 倍。许多老年人虽然上床很早，却很长时间都睡不着。

第二，睡得不安稳。老年人睡眠比较浅，睡眠过程中会频繁醒来，使睡眠不能保持完整。老年人的觉醒次数是青年人的 3.6 倍。

第三，深睡眠时间减少。老年人的深睡眠在其睡眠过程中所占比例随着年龄的增长明显减少，而且即便睡着了也有较长时间停留在朦

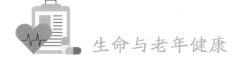

胧状态，即浅睡眠状态。

第四，睡眠方式不单一。老年人的睡眠通常由单相性睡眠转变为多相性睡眠，即除了夜间睡眠外，往往白天要睡 2~3 次，比如有些老年人就比较喜欢在早晨睡个"回笼觉"。

第五，有睡眠障碍。老年人对睡眠周期的节律功能下降，容易产生很多睡眠障碍。由于中枢神经系统结构和功能的变化，如神经元的脱失和突触减少等，老年人的睡眠周期节律功能受到影响，导致睡眠调节功能下降。

三、睡眠不足的危害

第一，脾气暴躁。如果前一晚没睡好，第二天很容易生气，尤其是下午时段。

第二，头痛。有研究发现，36%~58% 睡眠不足的人醒来时会出现头痛症状。

第三，体重增加。睡眠不足导致体内激素水平紊乱，从而引起饮食不规律、食欲增加、食物摄入量增加、控制冲动行为减弱，最终可能会导致体重增加。

第四，视物模糊。睡眠时间越少，越容易导致视觉偏差、视野暗、看不清，甚至出现幻觉。

第五，反应迟钝。睡眠不足会让人对外界事物的反应变得迟钝，注意力也不集中。

第六，口齿不清。研究显示，一个人若连续 36 小时不睡觉，说话时容易重复使用相同的字词，速度缓慢，含糊不清，很像醉酒者说话的样子。

第七，车祸风险高。缺觉的人开车就像酒驾一样危险。

第八，免疫力下降。

第九，容易忘事。如果没有得到适当的休息，就很难形成记忆，把握不住来龙去脉，难以深思熟虑，并理性地行事。

以上是短时间内睡眠不足带来的比较常见的危害，长时间睡眠不足则有可能导致肠胃问题、糖尿病、心脏病、患癌和死亡风险增加。

四、睡眠达标的好处

第一，保护心脏。欧洲心脏病学会大会上宣布的一项研究成果表明，睡眠不足和过度睡眠都对心脏有害。这可能是因为睡眠会影响诸如葡萄糖代谢、血压和炎症等生理过程，这些都会对心血管疾病的发病产生影响。

第二，得糖尿病的风险降低。即使是健康的年轻人，只要一夜睡眠不足（不到 6 个小时），就会影响新陈代谢。阿曼卡布斯苏丹大学的研究发现，长期睡眠不足 6 小时可能与 2 型糖尿病的发病有关，这种情况下，身体会生成过多的胰岛素，但不能用来分解血液中的葡萄糖。

第三，保持身材苗条。运动和均衡的饮食对保持健康、苗条的身材是必不可少的，但晚上休息得好也有助于保持体重稳定。美国护士健康研究（Nursing Health Study，简称 NHS）发现，与每晚睡眠 7 小

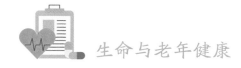
时的同龄人相比，睡眠不足 5 小时的人肥胖的风险高出了 15%。

第四，不容易得抑郁症。研究表明，失眠的人患抑郁症的风险是正常人的 10 倍，而且更容易自杀。有阻塞性睡眠呼吸暂停的人更有可能患上抑郁症。

第五，增强免疫力。睡眠质量差会对免疫力造成负面影响，使人更易患感冒或被感染。熟睡时，免疫系统通常会释放出细胞活素。然而，在经过许多不眠之夜后，人体生成的具有抗感染能力的细胞活素、抗体和细胞的数量会减少。

第六，患老年痴呆的风险降低。美国波士顿大学医学院的研究者发现，快速眼动阶段睡眠质量差的人患痴呆症的风险更高。这一周期是睡眠质量最佳的时候，也是大脑恢复活力效率最高的时候。

拓展阅读：世界睡眠日

医学研究表明，偶尔失眠会造成第二天疲倦和动作不协调，长期失眠则会带来注意力不能集中、记忆出现障碍和工作力不从心等后果。为唤起全民对睡眠重要性的认识，国际精神卫生组织主办的全球睡眠和健康计划于 2001 年发起了一项全球性的活动——将每年的 3 月 21 日，即春季的第一天定为"世界睡眠日"。设立"世界睡眠日"的目的是要引起人们对睡眠重要性和睡眠质量的关注，提醒人们要关注睡眠健康及质量。关注睡眠质量就是关注生活质量，关注睡眠就是关注健康。失眠已经成为一个影响现代人健康的重要问题，它不仅影响人的情绪，甚至能影响人的免疫系统；更重要的是，失眠往往是身体潜在某种疾病的外在表现形式之一。

五、如何保持优质睡眠

当老年人出现睡眠障碍时，家人和社会要积极干预，找出其睡眠质量下降的原因并进行对因处理，可先采取非药物方法干预。

首先是舒适的环境。

第一，调节卧室的光线和温湿度，保证起居室温湿度适宜、无异味、光线柔和。

第二，保持被褥干净整洁、厚薄适宜，衣物要松紧适宜。

第三，保持周围环境安静，避免大声喧嚣。

其次是良好的习惯。

第一，提倡早睡早起、午睡的习惯，午睡时间控制在 1 小时内。

第二，入睡前不宜饮用咖啡、大量水分等，注意睡前应如厕。

第三，睡前注意调整情绪，避免情绪对睡眠的影响。

第四，参加力所能及的日常活动和体力劳动。

再次是心理理解与支持。

第一，老年人应避免把精力、注意力都集中到睡眠上。对失眠引起的症状要采取顺其自然的态度，不害怕，不对抗，把注意力放到行动上，减少失眠造成的心理负面影响。

第二，老年人因睡眠障碍通常存在焦虑、抑郁、恐惧、紧张情绪，人际关系敏感，并伴有躯体不适感，家人和社会应给予更多的关心、安慰和理解。

当上述方法无效或效果欠佳时，可在医生的指导下选择合适的药物配合治疗。

小工具：睡眠质量自测

通过下面三条标准，您可以初步判断自己的睡眠是否理想。

一是睡眠的时机。在什么时间睡觉很关键，从科学的角度来讲，晚上 10 点睡觉是最好的，过早或过晚睡都不科学。由于现代人的工作和生活习惯有了很大改变，晚睡是一个普遍现象，因此我们要尽量控制在不晚于 12 点睡觉。

二是睡眠的时长。通常，7~8 小时是满足成年人生理需要的睡眠时长。一个人如果每天只睡三四个小时或超过 10 个小时，肯定会出问题。同时，人的睡眠是连续性的，不能是一天 24 小时中拼凑起来的七八个小时。

三是睡醒后的感受。醒来后如果感觉神清气爽，那就证明睡好了。反之，醒来后感觉困倦、乏力、烦躁、不能集中精力、工作能力下降等，就说明没睡好。如果出现了这些问题，且无法缓解、克服，就要到医院进行详细检查，采取措施干预。

您也可以通过自评问卷来判断自己的睡眠质量。匹兹堡睡眠质量指数（Pittsburgh sleep quality index, 简称 PSQI）量表是目前国内外临床评定失眠症的常用量表，简单易用，具有较好的内部一致性、再测信度和较好的效度。该量表可用于评估失眠者近一个月的睡眠情况。PSQI 总分以及睡眠质量、入睡时间、睡眠时间、睡眠效率、睡眠障碍、催眠药物、日间功能障碍等七项分项计分可作为评价睡眠严重程度的指标。每项按 0~3 分计分，累积得分为 PSQI 总分（0~21分），PSQI 得分越高，表示失眠症程度越严重，即睡眠质量越差。

第四节　运动与健康

宋阿姨是一名人事干部，因为工作性质的缘故，她几乎每天都坐在电脑前，所以长期患有颈椎、肩周、腰椎疼痛等问题。退休之后，她更是因为这些问题整天都在家里待着，想着好好养一养，可问题不仅没解决，还越发严重了。一起退休的老姐妹们最近常拉着她去参与街道组织的各种老年健身活动，本来并不打算参加的宋阿姨架不住她们的热情也加入了。刚开始，宋阿姨手都抬不起来，跳也跳不动，蹲也蹲不下来，一套广播操做完连连喊疼。可是几个月后，她明显感觉肩不酸了，腰也不疼了，囤了一堆的贴膏也用不上了，宋阿姨可高兴了。

说到健康，除了合理饮食，还需要运动健身。有很多人会问：老年人可以运动健身吗？答案是：可以。运动有助于延缓老年人身体活动功能的衰退，对高血压、糖尿病等诸多疾病有预防和辅助治疗作用。运动还可以调节心理平衡，减轻压力，改善睡眠。老年人要运动，无论是健康或低龄的老年人，还是高龄、体质衰弱的老年人，都要运动。但需要注意的是，老年人运动一定要遵守医嘱。

一、老年人运动注意事项

第一，运动前首先要根据自己是否有高血压、冠心病、糖尿病、脑血管病、关节疾病等情况，选择适合自己的运动方式。

第二，运动频率控制在每周 3~5 次，每次至少累计 30 分钟。所

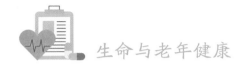
有运动均应循序渐进，若出现不适或疲劳立即停止。

第三，针对不同的运动选择对应的场地，尽可能在平坦、有完善保护措施的地方进行运动。

第四，运动要选择合适的时间，上午 9 点以后或 16~21 点均可。切忌时间过早。

第五，运动前要做好准备工作，做好充分的热身，将关节和韧带活动开。切忌空腹运动，老年人尤其是患糖尿病者很容易出现低血糖，持续严重的低血糖会导致不可逆的脑损伤。

第六，运动后及时补充水分和电解质，适量饮水。同时注意运动后的保暖，防止出汗后着凉。

拓展阅读：高龄体弱者也可以运动吗?

传统的观念是高龄老人（一般指 80 岁以上）和体质衰弱者参加运动往往弊多利少。不过，新的健身观点提倡高龄体弱者同样应多参与锻炼，因为对他们来说，久坐或久卧不动即意味着加速老化。但这类人群都需要在医生的指导下进行健身，不能盲目地进行运动。

二、老年人适合哪些运动

对老年人来说，舒缓的、无对抗的运动是最佳的运动方式，健步走、慢跑、太极拳、广场舞等都是适合老年人的运动。运动时有些微喘，但不至于累得说不出一句完整的话，也不至于轻松到能唱歌，就是比较适宜的中等强度。中等强度的运动心率一般应达到"150 — 年龄"（次 / 分钟）。除了体质较好者外，老年人的运动心率一般不宜超过"170 — 年龄"（次 / 分钟）。如果一名老年人是 60 岁，那么当他的运动心率达到 110 次 / 分钟时，他在运动中不会出很多汗，不会气喘吁吁，运动后第二天也不会感到很疲劳、浑身酸疼，这说明这名老年人的运动方式、运动强度是合适的。适合老年人的具体项目有以下几类。

（一）有氧运动

有氧运动是一种富含韵律的运动，并且具有热身作用。适合老年人的有氧运动有很多，比如快走、慢跑、跳舞等，这些运动可以增强呼吸运动，为机体提供充足的氧气，促进血液循环，降低血压，减少心悸，同时有助于养成健康心态。

首先是散步。作为体育锻炼的最初阶段，散步是老年人最应该选择的体育运动方式。每天早晚坚持散步可使人保持身体健康。老年人可以根据自身情况制定散步计划，选择适合自己的散步速度和距离，这有助于他们燃烧身体多余的脂肪，使身体变得更为灵活，甚至能改善他们的精神面貌。

其次是游泳。游泳是另一种可以治疗多种老年病的体育运动，它也具有缓解压力、缓解肌肉疼痛及促进身体健康的作用。

最后是广场舞。近年来流行的广场舞也是一种非常好的运动，能够使老年人在锻炼身体的同时拓展社交圈。不过各位一定要量力而行，注意节奏。

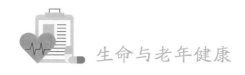

（二）身体柔韧性练习

随着年龄的增长，老年人的肌肉会变得紧绷，运动幅度逐渐缩小。因此，身体柔韧性练习有助于老年人增大运动幅度，保持较好的身体灵活性，同时放松心态。

首先是拉伸。缓慢地拉伸肌肉，在进行每一个动作时维持正常呼吸，同时将注意力放在伸展运动上，这有助于老年人在放松身体的同时放松精神。

其次是太极拳。太极拳是我国的一种传统体育运动，通过一些成套的动作，配合有节律的呼吸来锻炼身体。太极拳能够有效提升心肺功能，锻炼身体的柔韧性和协调能力，缓解骨质疏松和身体疼痛；另外，许多人在练习的过程中感受到了内心的平静，焦虑和不安的情绪得到了明显缓解，有利于心理健康。有人担心太极拳伤膝，其实对没有关节问题的人来说，动作标准的太极拳不用跳来跳去，对关节的冲击不大，也不会加重已经骨质增生的膝关节的负担。相反，正因为对骨质有一定的刺激，在正确的营养辅助下，太极拳还能缓解骨质疏松的问题。但如果老年人原先膝盖就有问题，建议还是要在医生的指导下进行锻炼。

（三）轻度举重练习

老年人可以尝试重量较轻的哑铃，做一些轻度的举重练习，这有助于他们增加活力，促进新陈代谢。

（四）耐力练习

骑车、爬楼梯、散步、游泳等一些耐力练习都能提高老年人的耐力。锻炼一段时间后，随着自身耐力的提高，老年人可以逐步延长运动时间。

需要提醒的是，做耐力练习时，老年人应该缓慢地增加运动量，不要一下子运动量过大。

拓展阅读：选择合适的鞋子很重要

许多老年人觉得穿平底的"懒汉鞋"和布鞋既舒适又轻便，殊不知总穿平底鞋会对健康造成一定程度的危害。出于自身健康考虑，老年人应选择运动鞋一类的软底鞋，最好有足弓衬垫，这样既有利于维持足弓抗震能力，又可限制过度的定向转动，增强活动时的稳定性。

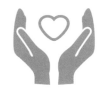

第四章
重新掌握健康技能

第一节　健康服务平台的使用

　　听说街道在社区事务服务中心设置了智慧健康驿站，老张对驿站能够提供哪些服务很感兴趣。在街道智慧健康驿站正式运行的第一天，老张早早地来到驿站，体验了智慧化自助检测、自我评估及工作人员专业的健康指导干预服务，并对上海健康云提供的健康信息服务颇为满意。"如今的生活真是日新月异啊，老年人也要活到老学到老，不然要被信息技术淘汰啦！"在体验健康驿站和健康云服务的同时，老张也非常用心地学习起来，准备日后给老伙计们普及健康信息技术知识。

一、健康驿站的应用

（一）什么是智慧健康驿站

　　智慧健康驿站通过整合医疗、体育资源，是居民进行健康自检自测、自评自管并获得针对性健康指导的场所。自测设备组成包括健康监控大屏系统、健康服务终端、国民体质自助检测设备、健康体征自助检测设备，各街镇在建设过程中也可以根据实际需求予以添加。智慧健康驿站是社区健康相关机构与为民公共服务场所，是为居民提供健康自检自评与自我管理的功能载体，也是居民获得健康教育与早期干预的渠道。在智慧健康驿站内，居民凭身份证或社保卡（医保卡）即可进行智能身份识别，获得健康服务。

早在 2012 年国家推进慢性病综合防控示范区创建工作中，作为居民健康服务载体的健康小屋建设就是工作重点。2019 年，作为上海市政府实事项目之一，上海各区推进智慧健康驿站建设工作，全面提升健康小屋的建设标准和建设要求，为居民提供更便捷、更智能的健康自测服务。目前，智慧健康驿站基本覆盖全市各个街镇，包括老年人在内的居民前往驿站即可实现健康自检自测，并得到精准的健康指导。

（二）智慧健康驿站的服务内容

标准化智慧健康驿站应提供以下三大类基本服务：

一是健康自助检测，即利用自助检测设备，对主要体征、体质进行自检自测；

二是健康自我评估，即利用自助评估量表等工具，对主要健康风险进行评估与提示；

三是健康指导干预，即出具健康风险评估报告，提供健康账户查询、健康宣教、家庭医生签约，引导有需求的居民至专业机构进行疾病筛查或就诊，提供社区健康服务信息等。

在提供基本服务的基础上，部分智慧健康驿站还围绕社区健康服务清单，整合各类资源，探索开展延伸性、拓展性服务项目，以满足

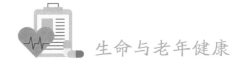
居民多样化健康服务需求。

为了更好地展示智慧健康驿站的服务内容，本书为老年朋友们准备了如下表所示的服务清单，方便大家更好地了解服务范围。

智慧健康驿站服务清单

功能区	服务大类	序号	服务项目	操作规范	设备基本功能	健康评估
健康自测功能区	基本体征自检自测服务	1	身高	《国家基本公共卫生服务规范（第3版）》等	设备通过相关计量检测单位质检，智能识别身份，通过多种方式实现数据采集，准确测量身高、体重、腰围、臀围等数据，具有语音提示功能，支持测量数据自动上传	身高、体重、腰围、臀围自测表，BMI体质指数自评表等
		2	体重			
		3	腰围			
		4	臀围			
		5	血压	《中国高血压防治指南（2018年修订版）》《国家基层高血压防治管理指南2017》等	通过国际血压计标准认证，智能识别身份，采用上臂式自动电子血压计，规范测量血压，语音辅导操作等，支持测量数据自动上传	血压自测表、高血压风险自评表
		6	血糖	《中国2型糖尿病防治指南（2017年版）》等	取得国家医疗器械注册证，符合ISO15197–2013精确度要求，智能识别身份，规范测量指末血糖等，支持测量数据自动上传	末梢血糖自测表、2型糖尿病风险自评表
	国民体质自检自测服务	7	体质监测（体质测定、健身指导）	国民体质测定标准、健身指导信息服务	通过国民体质测定等相关量表，实现身体形态、机能和素质三大板块（包含身高、体重、肺活量、握力、坐位体前屈、选择反应时、闭眼单脚站立等）自测功能，根据测定结果，提供运动处方，支持测量数据自动上传；提供体育锻炼方法和指导视频、科学健身知识互动问答，以及健身技能培训和健康大讲堂等社区体育服务配送信息	由上海体育科学研究所、上海体育信息中心提供

（续表）

功能区	服务大类	序号	服务项目	操作规范	设备基本功能	健康评估
健康自评功能区	生活方式自评服务	8	生活方式自评（饮食/身体活动/吸烟/饮酒/睡眠）	《全民健康生活方式行动方案（2017-2025年）》《国家基本公共卫生服务规范（第3版）》等	利用自测服务和相关量表，实现健康生活方式自评功能，提供相应的健康教育处方，支持自评数据自动上传	饮食、身体活动、吸烟、饮酒、睡眠等危险因素自评表
		9	心理健康自评	《社区心理健康指导工作》等		国家或行业公认的自评表
	妇女儿童老人保健服务	10	妇女儿童健康自评（孕期体重管理、儿童生长发育预警）	《妇产科学（第9版）》《上海市母子健康手册》等	通过相关量表自测，实现妇女儿童老人健康状况自评功能，根据自评结果，提供健康教育处方，支持自评数据自动上传	孕期体重自测表、婴儿发育进程及促进自评表、婴幼儿期认知发育训练促进自评表
		11	老年人健康自评（认知能力）	《2018中国痴呆与认知障碍诊治指南》等		国家或行业公认的自评表
	中医养生保健服务	12	中医体质辨识自评	《国家基本公共卫生服务规范—老年人中医药健康管理服务》《中医药健康管理服务技术规范》等	利用中医体质辨识等相关量表，实现以人的体质为认知对象，辨识体质状态，把握健康与疾病的整体要素与个体差异，制定防治原则，选择养生方法，进行"因人制宜"干预，支持自评数据自动上传	《中医体质分类与判定》自评表
	慢性病风险自评服务	13	疾病风险自评（脑卒中、大肠癌、慢性阻塞性肺疾病）	《上海市脑卒中高危人群筛查和干预工作方案》《上海市社区居民大肠癌筛查项目工作规范》《慢性阻塞性肺疾病基层诊疗指南（2018年）》等	利用相关量表，实现脑卒中、大肠癌、慢性阻塞性肺疾病高危人群患病风险自评，支持自评数据自动上传	脑卒中、大肠癌、慢性阻塞性肺疾病自评表

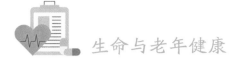

（续表）

功能区	服务大类	序号	服务项目	操作规范	设备基本功能	健康评估
健康指导干预功能区	健康指导干预服务	14	健康指导、干预服务	各相关卫生健康服务规范	根据居民健康自检或自评情况，智慧健康驿站运用线上、线下相结合形式，为居民出具健康自检、自评报告，提供有针对性的健康指导与宣教，或引导居民至社区卫生服务中心、上级医院、体育指导站等社会健康服务机构进行疾病筛查、诊疗、健康管理和签约服务等	综合评估分析

（三）智慧健康驿站的服务流程

若居民首次来到驿站，需要进行身份识别（采用身份证、医保卡、指纹、刷脸识别等），签署电子知情同意书并注册，随后工作人员介绍驿站基本情况，并了解居民健康需求。

若居民非首次来到驿站，需要使用已注册账号进行登录，随后工作人员询问居民健康需求。

接着工作人员引导居民来到各项功能区，开展自助体质检测、健康自助检测、健康自我评估等。工作人员应提供有关仪器设备的操作指导。

服务结束后，工作人员对健康人群及亚健康人群开展健康指导或提供运动建议，为有需要的居民提供健康处方。如居民仍有疑问，可拨打12320热线进行健康咨询。如居民自检自测结果属于健康高危影响因素时，可预约转诊至家庭医生处进行专业诊疗，或转诊至其他医疗机构。有意向签约的居民可以在健康驿站在线向辖区社区卫生服务中心预约家庭医生签约。

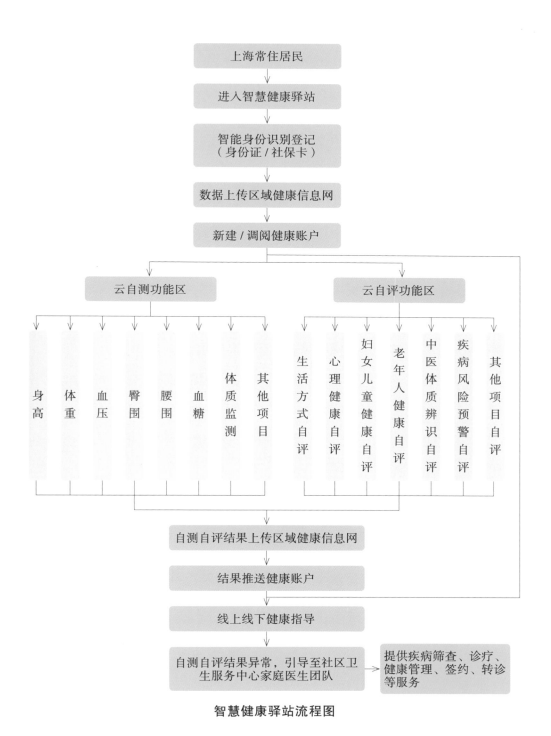

智慧健康驿站流程图

73

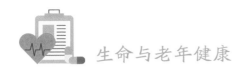

二、健康云的使用

如今的社会处于万物互联的信息化时代，信息技术在老年人健康方面的应用也越来越广泛。上海健康云便是上海市范围内应用最广的健康服务平台，是面向市民、医务工作者等人员的服务平台，旨在以慢性病为切入点，建立医防融合、全程管理的服务管理体系。上海健康云通过智能物联终端设备，将健康管理和慢性病管理下沉到社区服务站点、居委，打通面向市民服务的"最后一公里"。通过居民端和医生端的互联网app应用，上海健康云正在逐步实现家庭医生自主选、健康教育精准达、体征指标智能测、健康档案随时阅、预约分诊医生帮、免疫接种线上约、购买药品专人送、亲情账户亲人管等线上服务，以技术支撑实现对慢性病患者的有效管理。

现在的很多老年人都拥有智能手机，可以在各大应用商店轻松下载健康云。在数字化的浪潮下，政府部门、企业、社会组织等共同发起"数字伙伴计划"，目的是帮助老年人跨越数字鸿沟，从而更顺畅地使用健康云的各项服务。

下面将对上海健康云的常见功能进行介绍，老年朋友们可以结合自身的需求，通过健康云的功能来保障自己的身心健康。

（一）如何使用健康云查询健康档案

（1）进入上海健康云app首页，点击"健康档案"，点击需要查询的档案类型，包括门诊记录、住院记录、用药清单等。

（2）以门诊记录为例，点击"门诊记录"选项后，即可查看相关就诊信息记录。

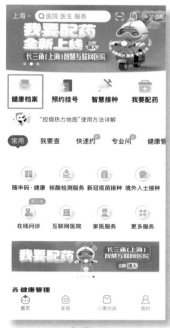

步骤 1

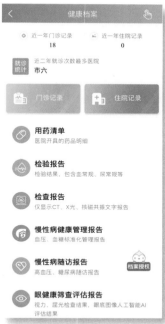

步骤 2

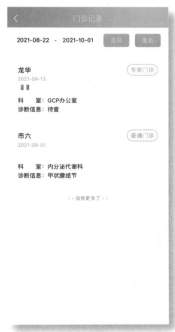

步骤 3

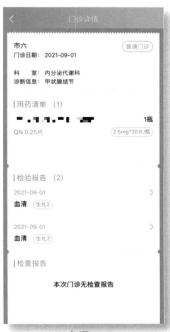

步骤 4

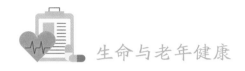
（二）如何使用健康云预约挂号

（1）进入上海健康云 app 首页，点击"预约挂号"，进入预约挂号的页面。

（2）可以通过搜索或条件查询，选择要挂号的医院。

（3）选择要挂号的科室和医生。

（4）点击选择预约的时间段，选择要预约的时间并点击"确定"按钮。

（5）确认预约信息，如果想要更换就诊人，可以点击修改就诊人菜单。

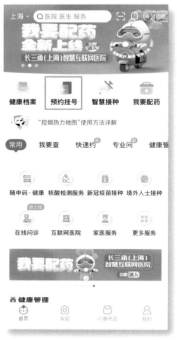

步骤 1

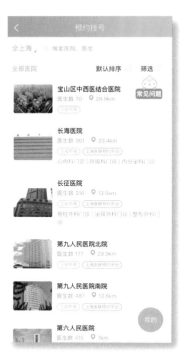

步骤 2

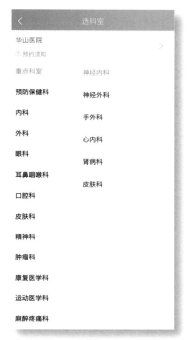

步骤 3

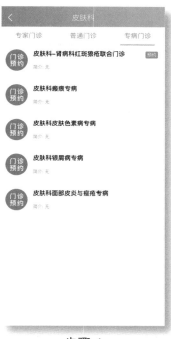

步骤 4

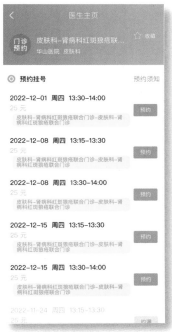

步骤 5

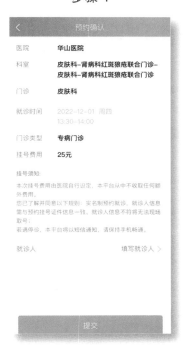

步骤 6

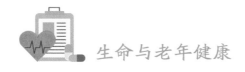

（三）如何使用健康云预约家庭医生

（1）进入上海健康云 app 首页，点击"家医服务"。

（2）填写居民基本信息，包括就诊卡号、详细地址。

（3）选择"1+1+1"组合医院（提示：选择希望签约的社区医院、区级医院、市级医院，医生审核时会根据实际情况进行调整，请以医生审核信息为准）。

（4）阅读并勾选"家庭医生签约协议"。

（5）点击"提交"，提交申请成功，等待医生审核。

（6）签约完成，查询签约医生及签约医生信息。

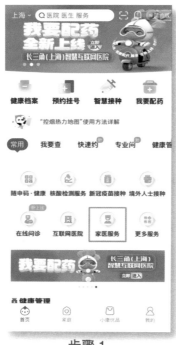

步骤 1

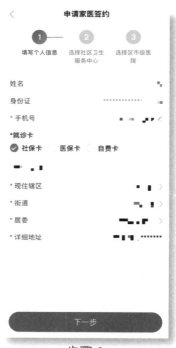

步骤 2

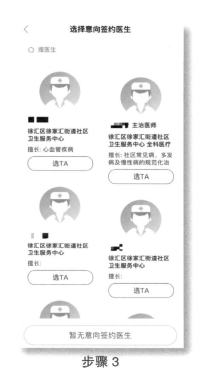

步骤3

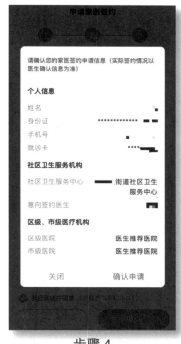

步骤4

（四）如何使用健康云开展健康自评

（1）进入上海健康云app首页，点击"智能测"下的"健康自评"。

（2）"评估量表"页面中有包括"生活方式自评""匹茨堡睡眠质量量表""儿童健康自评""孕妇体重自评量表"等在内的19个自评量表，可根据自身情况选择自评。

（3）以"高血压风险评估"为例，根据自身情况选择相应选项，提交测评后即可查看评估结果。

（4）在健康自评的页面，可选择"历史记录"查看以前测试过的评估情况。

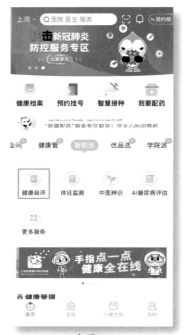

步骤 1

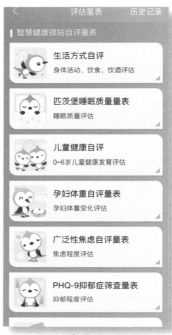

步骤 2

步骤 3

高血压风险评估

1.收缩压介于130～139mmHg之间或舒张压介于85mmHg～90mmHg之间

是 ○
否 ○

2.超重或肥胖（BMI≥24kg/ m2）

是 ○
否 ○

3.高血压家族史（一级亲属）

是 ○
否 ○

4.年龄≥55岁

是 ○
否 ○

5.长期的过量饮酒史（每次饮白酒量≥100ml且每周饮酒≥4次）

步骤 3

步骤 4

历史评估

2022年
11月22日

13:40:40
身体活动评估 ＞
评估结果：身体活动不足

步骤 4

此外，我们还可以利用健康云实现在线问诊、专家咨询等相关服务。老年朋友们，一起来学习吧！

第二节　慢性病防治

慢性病对老年人来说是再熟悉不过的名词了。老张自身也患有高血压，一直在服药。这天，他在图书馆看到一本《老年人健康管理》。老张从书中了解到，慢性病也就是慢性非传染性疾病，是遗传、生理、环境和行为因素综合作用的结果，如今慢性病已成为世界各地老年人死亡和丧失生活自理能力的主要原因。书中还提到，在中国已经有超过 1.8 亿老年人患有慢性病，患有一种及以上慢性病的比例高达 75%，高血压、糖尿病、冠心病、脑卒中更是老年人中最为常见的慢性病，想要根治这些病非常困难，时间长了还会出现各种症状，极大地影响了老年人的生活质量。

一、常见慢性病防治

高血压、糖尿病、冠心病、脑卒中是老年人群最为常见的慢性病，下面让我们一起来了解一下这四种疾病的基本知识吧。

（一）高血压

1. 什么是高血压

高血压顾名思义就是血压升高，是血液在血管中流动时对血管

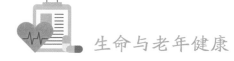

壁造成的压力值持续高于正常的现象。高血压常被称为"无声的杀手"，大多数患者可在没有任何症状的情况下发病，并且血管壁长期承受高于正常的压力会导致冠心病、脑卒中等严重疾病。

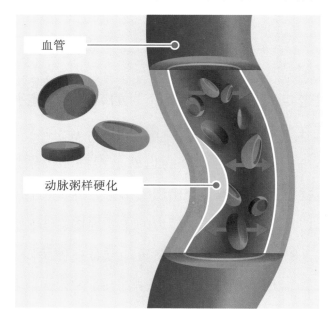

血压示意图

2. 高血压的症状

高血压一般没有症状，许多人血压高了但自己并不知道。当人一旦出现视物模糊、意识丧失等症状时，说明已经出现了靶器官的损害，也就是心、脑、肾、眼底等病变，因而每个人有必要知道自己的血压值。有时候，高血压在初期也会有一些不太典型的症状，比如头部胀痛、阵发性眩晕、胸闷不适、四肢麻木等，这时患者及接诊医生都要警惕是不是早期高血压的信号。

3. 高血压的诊断标准

根据《中国高血压防治指南（2018年修订版）》，高血压被定义为在未使用降压药物的情况下，有三次诊室血压值均高于正常，即诊室收缩压（俗称高压）≥ 140mmHg 和（或）舒张压（俗称低压）≥ 90mmHg，而且这三次血压测量不在同一天内。如果患者既往有高血压史，目前正在使用降压药，即使血压低于 140/90mmHg（数值以"收缩压 / 舒张压"的形式表示），也应诊断为高血压。

（二）糖尿病

1. 什么是糖尿病

糖尿病是一组因胰岛素绝对或相对分泌不足和（或）胰岛素利用障碍引起的碳水化合物、蛋白质、脂肪代谢紊乱性疾病，以高血糖为主要标志，其主要病因是不同程度的胰岛素分泌缺陷及胰岛素抵抗。

2. 糖尿病的症状

糖尿病的典型临床表现为"三多一少"，即多饮、多尿、多食和体重下降，以及血糖高、尿液中含有葡萄糖等，病程久可累及全身各个器官系统，包括心血管、脑、肾脏、神经、视网膜、皮肤及四肢（最常见的是足部）等，可发生心肌梗死、脑血管疾病、肾功能衰竭、酮症酸中毒、非酮症高渗性昏迷等严重致残甚至危及生命的并发症。

3. 糖尿病的诊断标准

从字面看，糖尿病似乎是以尿糖为特征的疾病，但事实上，仅靠尿糖阳性不足以诊断糖尿病。甚至在某些情况下，糖尿病患者的尿糖结果还会呈现阴性。因此，是否能够确诊糖尿病主要取决于血液中的葡萄糖水平。那么，想要明确自己是否得了糖尿病需要做哪些检查呢？

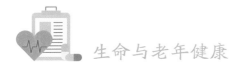

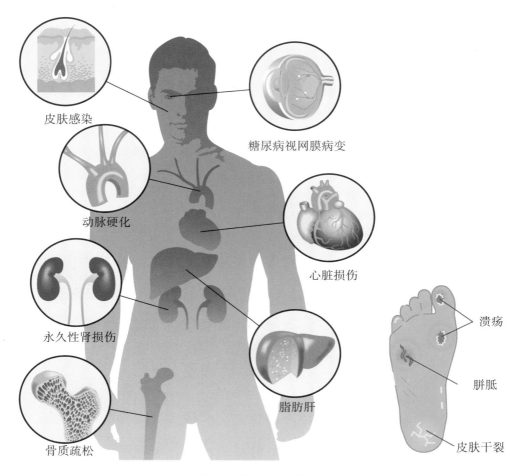

皮肤感染

糖尿病视网膜病变

动脉硬化

心脏损伤

永久性肾损伤

脂肪肝

骨质疏松

溃疡

胖胝

皮肤干裂

糖尿病的症状和并发症

（1）空腹血糖（FPG）。也就是禁食（可正常饮水）8~10 小时后，采集静脉血测定的血清葡萄糖浓度。临床上，连续两次 FPG ≥ 7.0mmol/L 可诊断为糖尿病。大多数患者都是据此诊断为糖尿病的。

（2）餐后 2 小时血糖。也就是口服 75 克葡萄糖，等待 2 小时后测定的血清葡萄糖浓度。这是用于诊断糖尿病的另一个依据。若餐后 2 小时血糖 ≥ 11.1mmol/L，即可诊断为糖尿病。临床上某些患者空腹血糖不高，但是餐后血糖明显升高，对于这类患者而言，测定餐后 2

小时血糖有助于诊断糖尿病，减少漏诊的情况发生。

（3）口服葡萄糖耐量试验（OGTT）。在基础状态下摄入定量的"糖"，并在随后的2小时内采集多个时间点的血液来测定葡萄糖的浓度，动态观察血糖水平的变化，以此评估糖负荷下机体调节血糖的能力。这个试验一般不用于诊断糖尿病，主要是用于协助诊断糖尿病相关状态。

（三）冠心病

1. 什么是冠心病

冠状动脉粥样硬化性心脏病简称冠心病，是一种缺血性心脏病。冠状动脉（冠脉）是向心脏提供血液的动脉，当冠状动脉发生粥样硬化引起管腔狭窄或闭塞时，会导致心肌缺血、缺氧或坏死，从而出现胸痛、胸闷等不适，这种心脏病就是冠心病。冠心病多发于40岁以上成人，男性发病早于女性，近年来呈年轻化趋势。

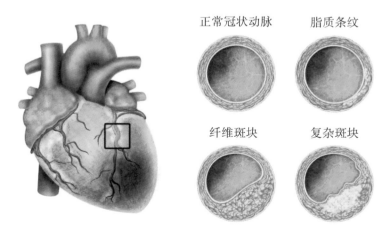

冠状动脉疾病示意图

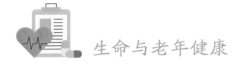

2.冠心病的症状

冠心病在早期可能无任何症状，仅表现为做运动平板心电图检查时有异常的 ST-T 改变，或表现为剧烈体育活动或重体力劳动后，出现心绞痛症状，休息后或服用扩张冠状动脉药物后可迅速缓解。当然，冠心病也有以下一些比较典型的症状。

（1）胸痛（心绞痛）。心绞痛也就是短暂的冠脉狭窄阻塞引起的胸痛，患者可能会感到胸部有压迫感或紧绷感，好像被人踩着胸口一样，通常发生在胸部的中间或左侧。心绞痛通常由劳累或情绪激动引发，在停止活动或平静休息几分钟后消失。对某些人，特别是女性来说，这种疼痛感可能是短暂的或尖锐的，并且可能同时放射到颈部、手臂或背部。

（2）胸部压迫。冠脉被完全堵塞时会引起心脏病发作，即心肌梗死。心脏病发作的典型症状包括胸部压迫性压力和肩膀或手臂疼痛，有时伴有呼吸短促和大汗。女性比男性更容易出现心脏病发作的不典型症状，如颈部或下颌疼痛。

（3）呼吸短促。如果心脏无法泵出足够的血液来满足身体需求，人在用力时可能出现呼吸短促，并感到极度疲劳。

3.冠心病的诊断标准

根据患者典型的心绞痛症状，结合患者年龄及冠心病危险因素，同时排除其他引起心绞痛的病因，即可建立初步诊断。冠状动脉 CTA、冠状动脉造影等检查发现冠状动脉狭窄的直接证据则有助于明确诊断冠心病。

（四）脑卒中

1. 什么是脑卒中

脑卒中俗称中风，包括缺血性脑卒中（脑梗死）和出血性脑卒中（脑实质出血、脑室出血、蛛网膜下腔出血），是大脑细胞和组织坏死的一种疾病，具有明显的季节性，寒冷季节发病率更高。根据世界卫生组织的定义，脑卒中指多种原因导致脑血管受损，局灶性（或整体）脑组织损害，引起临床症状超过 24 小时或致死，具有发病率、致残率、复发率和死亡率高的特点。脑卒中是我国居民第一位死亡原因。缺血性脑卒中占所有卒中的 75%~90%，出血性脑卒中只占 10%~25%。

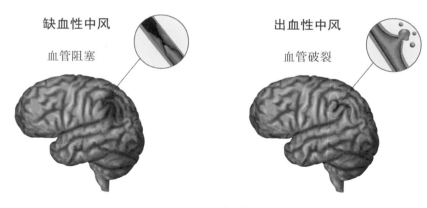

缺血性中风　血管阻塞　出血性中风　血管破裂

中风类型

2. 脑卒中的症状

在早期，中风（即脑卒中）往往起病急骤，无法确切地说清其早期症状是什么。部分缺血性脑卒中患者在发病前可能会有短暂的肢体无力。日常生活中有高血压、高血脂及一些脑血管疾病的老年人，应注意遵医嘱做好病情监测，如有异常情况，应该积极就医，避免不良

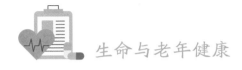

事件的发生。

当然，缺血性脑卒中和出血性脑卒中还是有一定的典型症状的。

（1）缺血性脑卒中的急性患者发病前可能会出现短暂性的肢体无力，也可能在没有症状的前提下突然发生脑梗塞，然后出现一系列症状，如单侧肢体无力或麻木、单侧面部麻木或口角歪斜、言语不清、视物模糊、恶心呕吐等。

（2）出血性脑卒中的患者症状突发，多在活动中起病，主要表现为头痛、恶心、呕吐、不同程度的意识障碍及肢体瘫痪等。

3. 脑卒中的诊断标准

脑卒中的诊断流程包括以下三个步骤：

（1）判断是否为脑卒中，排除非血管性疾病；

（2）进行脑 CT/MRI 检查，鉴别缺血性和出血性脑卒中；

（3）采用神经功能评价量表评估神经功能缺损程度。

二、老年人如何应对慢性病

（一）科学应对慢性病

一是保持乐观心态。老年人大多存在慢性疾病问题，这是无法摆脱的现实，是城市化进程加快导致人们生活方式改变的结果，是一种生活方式病，也是可控可治的。老年人要抱着与慢性病一同生活的心态，与疾病和谐相处。

二是参加文体活动。老年人要积极参加力所能及的文化、娱乐活动，并进行适度的体育锻炼，从而达到控制体重、转移注意力、放松身心、提高机体抵抗力、融洽社会关系与人际关系的目的。

三是改善生活方式。老年人要倡导健康的生活方式，如戒烟、限酒、低盐饮食等，为慢性病的控制及有效治疗打下基础。

四是做好积极治疗。患病的老年人要遵医嘱服药，按时随访、复查，并按要求及时调整用药，这样才能较好地控制病情，阻止、延缓病情的发展。

五是科学防治疾病。老年人不要听信不良媒体的虚假广告宣传，应牢记慢性病需要终生控制，是没有捷径可走的。

（二）坚持合理用药

世界卫生组织统计显示，全球有七分之一的老年人不是死于自然衰老或疾病，而是死于不合理用药。老年人常用药物的不合理使用在我国也非常普遍，成为威胁老年人健康的重要因素。那么，老年人应该如何做到合理用药呢？

1. 老年人用药原则

（1）首先应确定药物治疗是不是必需的，老年人的许多健康问题无须用药亦可处理。

（2）尽量避免一次服用多种药物，同时用药不超过 5 种。

（3）服药剂量方案尽可能简单，如果可行，最好每种药物每日只服 1 次。

（4）为了确定个人的耐受性，多数药物首剂量通常最好小于标准剂量；维持剂量也应该慎重确定，一般 60 岁以上老年人的维持剂量要比年轻人小一些。

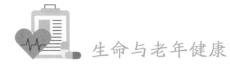

（5）应避免大的片剂或胶囊，液体制剂对老年人更友好。

（6）应注意不要用错药或过多用药，尽量不要将药放置在床边的桌子上（硝酸甘油等急救药除外）。

（7）用药时应进行监督，经常观察药物的作用，确保其安全有效。

2. 老年人用药常见误区

误区一：抗生素是"万能药"或"绝不用"

老年人对于抗生素的态度呈两极化：有的认为抗生素是"万能药"，过分信任与依赖，只要感冒、发烧、喉咙痛就服用；有的则觉得抗生素副作用大，不管是否需要都拒绝接受。

误区二：久病成医，点名用药

有些老年人凭着自己"久病成医"的经验，每当慢性病复发时，直接去药店买药吃，或者直接向医生要某种药，甚至剂量也由自己定。其实，老年人这样随意用药，容易造成嗜药成癖，导致药物不良反应，后果严重。

误区三：凭自测指标自行调药

一些老年人对身体健康很重视，家中备有血压计、血糖仪等设备，有空经常自我监测，并根据监测的指标自行停用一些药物。对高血压和糖尿病人来说，擅自停药或自行调整药物剂量所造成的风险更大。正确做法应该是记录好每次自测的指标，定期到医院复查、复诊，由医生或药师来调整用药方案。

误区四：轻信保健品、秘方、偏方

保健品不是药品，通常对治疗疾病效果不大，加之保健品市场鱼龙混杂，一些不良的保健品推销商为提高保健品的疗效，甚至会在其中添加廉价的西药成分。秘方、偏方则没有科学依据，反而会延误患者的最佳治疗时间，加重病情。因此，老年人感到身体不舒服应去正规医院做检查、治疗。

三、老年人健康自测

老年人自我健康检测内容较多，途径也很丰富，那么目前老年人群最需要关注哪些方面的自我健康检测呢？下面将介绍血压、血糖的自测小知识。

（一）为什么要定期自测血压、血糖

不少人觉得年纪大了，器官功能下降了，血压高、血糖高是自然现象。然而，血压、血糖就像我们的情绪波动一样，每时每刻都是不一样的，季节、活动、情绪、出汗，以及很多疾病和药物都会影响血压、血糖。高血压、糖尿病对老年人来说已经不是一种陌生的疾病。老年人自测血压、血糖，掌握自己的血压、血糖情况，对于预防各种高危疾病至关重要，一旦发现问题，他们可以随时请求帮助或改变治疗方案。

为了避免血压、血糖异常对身体健康造成不利影响，老年人一定要做好血压、血糖的监测工作，最简单的方法就是在家自测血压、血糖。

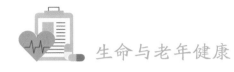

（二）老年人自测血压的注意事项

根据最新的《中国高血压防治指南》，家庭自测血压推荐使用经过国际标准方案认证的上臂式家用自动血压计，不推荐腕式、手指式血压计和水银血压计。以下四点注意事项能够有效帮助老年人更准确地测血压。

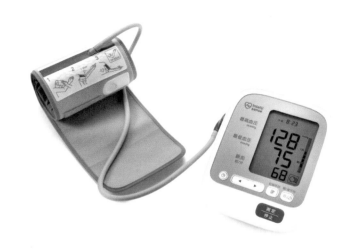

推荐使用的电子血压计

1. 同一时间段

很多子女都会给父母购买血压仪，便于老年人在家自行测量，不过测量时一定要掌握正确的方法，这样才能保证结果的准确性。最好选择在每天同一时间段进行测量，而且建议老年朋友每天早晚各测一次。早上测量可以选择在起床后 1 小时内，晚上测量可以选择在睡觉之前。

2. 保持情绪平稳

测量血压是一件非常认真的事情，切不可因为嫌麻烦而草草了事。情绪因素对血压的数值会造成很大影响，所以老年朋友在测量血压时一定要让自己保持平稳的情绪。建议每次测量血压前可以坐在沙发上休息几分钟，尽量保持安静的状态。

3.同一胳膊测量

测量血压时最好每次选择同一胳膊，因为两只胳膊的血压值存在一定的差异，这样就容易影响血压的数值。需要注意的是，测量血压时胳膊必须裸露在外，而且手心要朝上。

4.同一个人测量

如果老年人选择的是水银柱式血压计，不同的人有着不同的操作速度，这会影响最后血压的数值。为保证每天测量的结果足够准确，建议每天帮助老年人测量血压的最好是同一个人。

（三）老年人自测血糖的注意事项

对老年人尤其是患有糖尿病的老年人来说，血糖自我监测是一门必修的功课，以下四点注意事项老年人一定要记牢。

1.血糖仪和血糖试纸要匹配

有很多糖尿病患者不知道检测血糖时所需的试纸要和血糖仪相匹配，否则容易导致血糖值不准。而且每次更换不同批次的试纸时，需要将新试纸的条形码输入血糖仪进行矫正。

2.血糖试纸要保存好

血糖试纸一般要保存在干燥避光的地方，糖尿病患者最好使用单独包装的试纸，避免将试纸放在潮湿处导致试纸损坏。另外，使用血糖试纸时不要直接触摸试纸的滴血区。

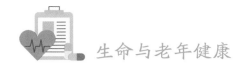

3. 监测前要对手指进行消毒

在采血前，糖尿病患者需要用酒精对自己的手指消毒，并等酒精干透后再进行采血。如果酒精还没干透就采血，容易使血液和酒精混合产生反应，从而影响血糖结果的准确性。或者可以使用碘酒进行消毒，但也要注意等碘酒干透后再采血。

4. 不能按压手指

一些糖尿病患者在采血时会因为血液不够而过度挤压手指，认为可以挤压出更多的血，却不知道手指中含有一些组织液，用力挤压容易使组织液和血液混合在一起，从而稀释血液，导致血糖结果出现误差。

5. 采血针不能反复使用

一些糖尿病患者认为采血针没有破损可以反复使用，却不知道采血针是一次性的，反复使用会导致采血针沾染细菌，采血时容易使细菌进入血液，引起一些感染性疾病。

需要注意的是，如果平时血糖结果波动较大，年龄也较大，就需要多测几次来作对比，一定不要大意。当发现血糖值超出正常范围时，则要及时调整饮食，必要的话须及时就医。

第三节　意外伤害防护与急救技能

这天，老张听说好兄弟在家里摔了一跤，趁着有空便前去看望。两个老友一见面相视一笑，自嘲起来："老喽，腿脚不听使唤了！"

伴随着年龄的增长，老年人自身机体功能下降，本体感觉减弱，罹患慢性病的比例逐渐增加，因此成为意外事件的高发和高危群体，且意外伤害预后痊愈比例也逐渐下降。意外伤害严重威胁着老年人的生命安全及身心健康，关注并强化老年人意外伤害预防工作是非常有必要的。

一、什么是意外伤害

意外伤害是指突然发生的各种事件对人体所造成的损伤，包括各种物理、化学和生物因素。研究显示，意外伤害是当前引起老年人致死的重要原因之一。老年人意外伤害发生的地点以家中和公共场所为主，这与老年人功能衰退及活动场所主要集中在家中有明显关系。在老年人的日常生活中，最为常见的意外伤害类型包括交通伤害、疾病急性发作、跌落伤等。

二、意外伤害的防护

（一）交通伤害防护措施

避免交通伤害，首要任务就是降低交通事故的发生概率，改善社区交通环境，持续加大老年人的交通安全教育力度。要求存在残疾（包括听力、智力、视力、精神、肢体等方面）的老年人尽量减少独自出门次数，出门时应有家人跟随，且一定要遵守所有的交通规则。另外，应使用软性钝角物件覆盖机动车内的一些尖锐区域，避免发生

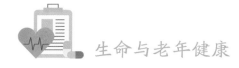

碰撞致伤。老年人在出门时应尽量避开人潮拥挤的区域，增强自身的防护意识。

（二）疾病急性发作防护措施

老年人群往往伴有多种慢性基础病，独处时容易突发疾病。这些突发性疾病发病急，如果不及时抢救，会出现严重的后遗症和并发症。患者在知晓自己的健康状况的情况下，应主动进行慢性病管理，这样可以有效预防慢性病急发，减少住院频次，保证生活质量，同时可以节约医疗资源，降低人均医疗费用。

（三）跌落伤防护措施

1. 什么是跌倒

跌倒是指突发、不自主的、非故意的体位改变，倒在地上或更低的平面上。老年人跌倒发生率高，后果严重，是老年人伤残和死亡的重要原因之一。步态的稳定性下降和平衡功能受损是引发老年人跌倒的主要原因。一方面，老年人因骨骼肌肉系统功能退化，走路时抬脚不高，行走缓慢且不稳，容易引发跌倒。另一方面，老年人听力、视力下降，反应时间延长，平衡能力降低，这些都会增加跌倒的危险性。

2. 老年人跌倒应对策略

首先是改善家庭环境。对于有跌倒发生史或存在其他跌倒发生危险因素的老年人来说，家庭环境的隐患最容易被忽视，也最容易被消除。因此，对家庭环境进行改善是一项十分有效的预防跌倒的措施，具体如下：

一是清理杂物。清理楼梯及走廊通道上可能把人绊倒的杂物，保持通道畅通。将家中所有小地毯拿走，或用双面胶带粘住小地毯防止其滑动。将常用的东西放在不需要用梯凳就能够伸手拿到的橱柜中。

二是合理照明。所有楼梯应安装扶手及电灯。改善家中照明，必要时可悬挂质地较轻的窗帘，以减少强光的刺激。将床头灯安装在床边伸手容易够到的地方。

三是适当配置。在马桶、浴缸或淋浴室旁安装扶手杆，在地板上铺设防滑橡胶垫。必要时可随身佩戴报警装置，以备跌倒后无法站起时求助。

四是牢记电话。将急救电话用大号字体写下并存放在每台电话机旁，可将一台电话机放在地板附近。

其次是防治跌倒风险疾病。老年人常由于视力障碍导致跌倒，因此需要每年进行视力的评估，并尽可能地纠正视力障碍。尤其对白内障病人而言，若有手术适应症，应当尽早进行手术，以减少跌倒的发生。对缓慢型心律失常和快速型心律失常的老年人来说，安装双腔起搏器治疗是预防跌倒发生的干预措施之一。为减少跌倒的发生，老年人还需根据个人情况补充维生素 D，避免维生素 D 缺乏。行走时，老年人应该穿低跟鞋和与地面接触面积大的鞋子，以减少跌倒的发生。

再次是最小化用药。根据老年人的具体情况，除了必须用的药之外，应尽可能减少药物的总数量或剂量。存在跌倒高风险的老年人需要重新评估所用药物，明显增加跌倒风险的药物应用最小剂量，必要时可以停药，特别是镇静催眠药、抗焦虑药、抗抑郁药。

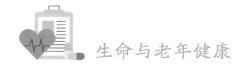

最后是制定个体化锻炼计划。锻炼是预防老年人跌倒的有效措施，适当的锻炼计划包括力量、步态、平衡及协调功能（如太极拳或物理治疗）。锻炼计划需要考虑老年人的具体生理功能和健康情况（即个体化），并由专业人员制定。锻炼可以集体进行，也可以单独在家完成。锻炼计划还需要进行定期评估和调整。

三、老年人自救急救技能

随着社会老龄化程度不断加深，老年人突发意外的情况时有发生，老年人及其家人若能掌握一些急救知识和技能，关键时刻就可派上用场。

（一）意外跌倒：先别急着挪动

卫生部公布的《中国伤害预防报告》显示，我国 65 岁以上老年人中，23% 的男性、44% 的女性因跌倒造成颅脑损伤、骨折、脾破裂等，且跌倒发生率随年龄的增长逐渐升高。据专家估算，我国约有 1.5 亿老年人，每年发生跌倒的老年人就多达 400 万人（次）左右。

跌倒是老年人意外伤害的头号杀手，且后患无穷。老年人跌倒时如果臀部着地，往往会发生髋部股骨颈骨折，这时老年人往往会感觉局部疼痛。有的老年人痛觉不敏感，所以可以站起来行走，但会出现跛行。如果老年人向前扑倒，可能会发生股骨骨干、髌骨及上肢前臂骨折，局部疼痛，有明显肿胀，甚至会出现创口。如果老年人有颅内损伤，可当场出现神志变化、剧烈呕吐，甚至会出现剧烈头痛、抽搐、昏迷。

急救方法：如果跌得较重，不要挪动老年人的身体，要先看看其哪个地方痛。如果腰后部疼痛，怀疑为腰椎骨折，应在腰部垫上衣服等支撑，避免脊柱屈曲压迫脊髓。如果怀疑股骨、颈骨折，应用木板固定其骨折部位。

如果跌倒后有创伤，应该用洁净毛巾把创口包好，再用夹板固定。如果是头颅损伤、耳鼻出血，不要用纱布、棉花去堵塞耳鼻，否则会导致颅内压增高，引起继发感染。待情况缓解后，应立即拨打120送医。

（二）中风：抓住黄金抢救 3.5 小时

脑血管意外又称中风、卒中，起病急，病死和病残率高，是老年人三大死因之一。抢救的时间和方法很关键，若不得法，则会加重病情。中风的抢救就是在跟时间赛跑，一般脑中风的黄金抢救时间是3.5小时，争分夺秒，越早越好。

中风可分为脑溢血和脑血栓形成两种。脑溢血多发生在情绪激动、过量饮酒、过度劳累后，因血压突然升高导致脑血管破裂。脑溢血多发生在白天活动时，发病前少数人有头晕、头痛、鼻出血和眼结膜出血等先兆症状，血压较高。病人突然昏倒后，迅即出现昏迷、口眼歪斜、出血对侧肢体瘫痪、握拳、牙关紧闭、大小便失禁。

脑血栓形成通常发生在睡眠后或安静状态下。发病前可能有短暂脑缺血，如头晕、头痛、突然不会讲话但不久又恢复、肢体发麻和沉重感等。病人往往在早晨起床时突然觉得半身不听使唤，神志多数清

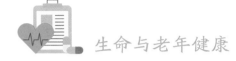

醒，脉搏和呼吸明显改变，逐渐发展成偏瘫、失语和偏盲。

急救方法：遇到卒中病人，应让其静卧不动，解开衣领或皮带。切忌推摇病人、垫高枕头或晃动病人头部。要避免强行搬动病人，如果需要转移病人，应多人协作，一人托稳头部，水平地移动病人身体。对于意识清醒者，可让其仰卧，保持头部安稳，头略向后仰，以利气道通畅，不要垫枕头。对于丧失意识者，应让其持错睡体位，并注意保暖。

（三）噎食：海姆立克法最有效

食物团块卡在食道或气管引起的窒息俗称噎食，是老年人猝死的原因之一。噎食的发生往往伴有以下现象：进食时突然不能说话，并出现窒息的痛苦表情；患者通常用手按住颈部或胸前，并用手指口腔；如为部分气道阻塞，可出现剧烈的咳嗽，咳嗽间歇有哮鸣音等现象。老年人一旦发生噎食，应在拨打120的同时，争分夺秒地进行现场急救。

急救方法：让噎食的老年人双脚打开站立，急救者站在其身后，双臂抱其腰，将双手重叠放在老年人上腹部剑突下的位置，向上、向后快速加压，利用冲压胸部时肺内的气流将食物驱出。如果是独居或旁边无人时，找到桌角、椅背等突起，将上腹部剑突下的位置快速顶向突起，亦可达到将食物驱出的目的。

（四）心脏病：救命药随身携带

心绞痛发作是冠心病的一种临床症状，多见于40岁以上中老年人，男性多于女性。这是心肌缺血、缺氧发出的求救信号，频繁发作者应警惕心肌梗塞。主要表现为胸前区阵发憋闷、压迫感和疼痛感，疼痛向右肩、中指、无名指和小指放射，同时伴有呼吸困难、出汗、心慌、窒息症状，一般每次发作 3~5 分钟，很少超过 15 分钟。应当注意的是，老年人常因其自身特点而呈现不同的心绞痛发作形式。

急救方法：立即停止一切活动，坐下或卧床休息。含服硝酸甘油片，1~2 分钟即能止痛，如不能缓解，则每 5 分钟予 1 片再次含服，最多不超过 3 片，若症状没有完全消失，需要拨打 120 送往医院急救。若当时无解救药，可指掐内关穴（前臂掌侧横纹上 2 寸，两条筋之间）或压迫手臂酸痛部位，同样能起到急救作用。除了病人心脏、呼吸骤停，需要立即进行心肺复苏抢救以外，其他人不要接触患者，应等候医生上门急救。冠心病患者如出现心绞痛，要绝对卧床，以减少心肌耗氧量，同时舌下含服硝酸甘油等扩张血管的药物，然后送往医院抢救。